8초 만에
**통증
리셋**

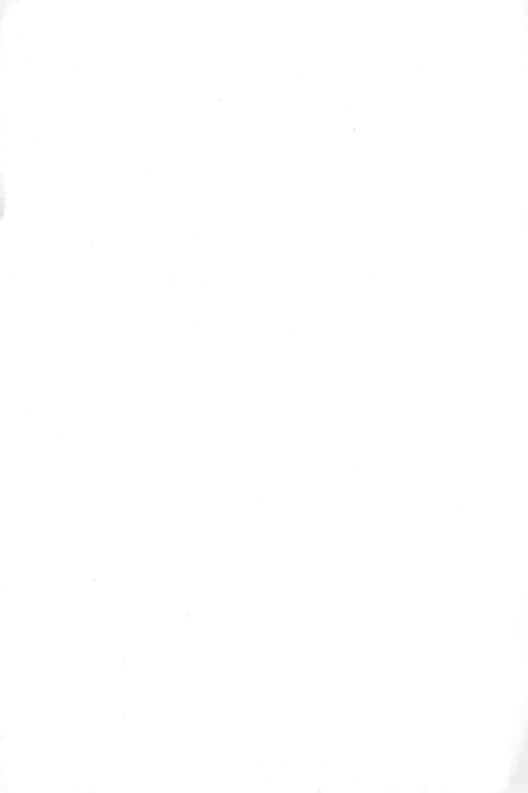

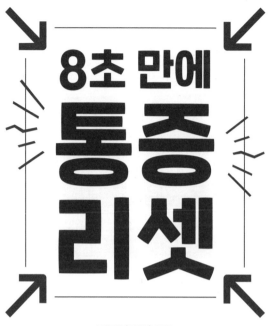

8초 만에 통증 리셋

문교훈(문쌤) 지음

다산
라이프

재활의 모든 것을
알려드리겠습니다

"안녕하십니까? 재활의 모든 것, 문쌤재활입니다."

제가 운영하고 있는 유튜브 〈문쌤재활〉의 오프닝 멘트입니다. 매번 하는 말이지만, 이 말은 제가 재활의 모든 것을 알고 있다는 뜻이 아닙 니다. 재활에 대한 물리치료사로서의 의지를 나타내는 말이죠.

병원에 근무하던 시절, 제가 만난 환자는 대부분 회복이 어려운 중증 환자였습니다. 오랜 재활 생활로 인해 여러 지원이 끊기고, 가족의 의지 마저 서서히 꺼져가는 모습을 많이 봤죠. 하지만 그럼에도 반드시 개선 될 수 있다는 의지, 환자의 가족이 포기해도 치료사로서 절대 포기하지 않겠다는 의지를 보여 드리고 싶었습니다. 제가 알고 있는 재활의 모든 것을 전하고 싶은 의지를 표현한 것이지요.

병원을 나와 재활운동 프로그램을 컨설팅하는 업무를 하면서 깨달았 습니다. 병원에서 제가 만난 환자들은 10% 정도밖에 안 된다는 사실을 말이죠. 정말 아픈 분들만 병원을 찾은 거였어요. 생각보다 더 많은 사 람들이 일상생활에서 통증을 앓고 있습니다. 하지만 대수롭지 않게 넘 기고, '이 정도는 곧 괜찮아지겠지' 하며 참고 또 참죠. 그러다 도저히 참지 못할 정도의 통증을 겪고 나서야 저를 만나러 오는 것이었습니다.

대부분의 사람들은 통증이 심해지면 인터넷으로 자신에게 나타난 증상들을 찾아봅니다. 하지만 많은 정보들이 질환에 따른 해결 방법을 이야기할 뿐이죠. 내가 아픈 이유가 짐작하는 그 질환이 맞는지 확인하기 위해서는 전문가의 소견이 필요하지만, 어딘가 불편하다고 해서 매번 전문가를 찾기는 쉽지 않죠. 그래서 이 책을 쓰기로 마음먹었습니다. 어딘가 불편감이 들 때, 어떤 동작을 하기 힘들 때 전문가를 찾는 대신 스스로 할 수 있는 해결책을 제시해주고 싶어서이지요. 그리고 이런 불편감이나 통증을 계속 참았을 때 어떤 질환으로 진행될 수 있는지에 대해서도 미리 알려주고 싶었습니다. 모르면 위험요인이지만, 미리 알면 관리할 수 있는 범위에 들어오니까요.

책을 출판하기로 생각한 또 다른 이유는 인체를 공부하면서 얻은 지식과 가치, 경험을 통해 하나하나 쌓은 몸과 통증에 관한 통찰을 많은 분들과 나누고 싶어서입니다. 일상에서 치료사로서, 재활운동 컨설턴트로서 저를 만나는 시간은 아주 찰나입니다. 그 이외의 시간은 스스로 관리해야 합니다. 물론 짧은 시간에 최대의 효율을 얻을 수 있게 돕는 것이 전문가의 몫이지만, 환자 스스로 관리할 수 있도록 방향과 전략을 세워주는 것이 더 중요하다고 생각하니까요. 이 책을 통해 통증에서 벗어나 아픔 없는 행복한 시간을 맞이했으면 합니다.

당신의 건강을 응원합니다!

〈문쌤재활〉의 물치쌤 문교훈

CONTENTS

아픈 몸의 원인, 통증 버튼을 찾아라!

순식간에 통증이 사라지는 기적의 8초 통증 버튼 요법

단 8초, 기적의 통증 버튼 누르기
증상 맞춤별 통증 버튼 누르기 실전 테크닉

결림과 통증에서 해방되는 하루 10분 스트레칭
통증 체인을 풀고 유연성을 키워주는 부위별 스트레칭

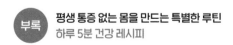

사례 1

꿈쩍도 하지 않던 팔이
한 번 만에 올라가다

"1년 동안 어깨 때문에 너무 고생했는데, 이제는 수술해야 한다고 하네요. 어깨 수술하기 정말 싫어요. 선생님 도와주세요."

어깨가 아프기 시작한 지 1년이 다 되어 간다는 30대 그녀는 너무 힘들다는 울음 섞인 목소리로 연락을 해왔다. 움직일 수 있는 어깨의 범위가 점점 줄어들고, 어깨가 아파서 할 수 있는 일도 적어져 다른 동료들에게 피해를 끼치는 것 같아 미안한 맘이 크다고 했다. 그녀의 상태는 심각했다. 팔을 등 뒤로 전혀 보낼 수 없을 뿐 아니라 팔을 정면으로도, 측면으로도 130도 이상 들지 못했다. 어깨에 이상이 없는 사람에 비해 현저하게 가동범위가 낮았다. 통증 또한 매우 극심했다. 충분히 수술이 고려될 만한 상황이었다. 하지만 어깨의 불안정성을 만드는 근육의 사용 방법이 잘못되었다면 수술을 해도 제한된 어깨 가동범위로 고생할 것 같았다. 그녀 또한 수술은 하고 싶지 않아 했다.

간절하게 말하는 그녀에게 도움을 주고 싶었다. 우선 어깨관절의 구조적인 불안정을 만드는 원인에 대해 찾고 운동을 진행했다. 무리하게 어깨를 올리고 늘이기보다 소흉근과 이두근을 눌러 먼저 어깨 근육의 긴장도를 낮추고, 견갑골의 움직임을 회복하기 위한 스트레칭을 실시했다. 그러자 통증 없이 어깨가 부드럽게 올라갔다. 믿지 못하겠다는 듯 몇 번이고 팔을 올렸다 내렸다 하기를 반복했다. 그녀는 이제 집에서도 수시로 통증 버튼 요법과 스트레칭을 하고 있다. 현재 그녀의 어깨는 일상생활에서 불편함 없이 사용할 정도로 개선되었다.

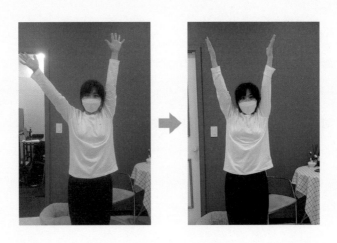

걸음걸이까지 이상하게 만들었던
척추측만증이 바로잡히다

아들의 걸음걸이가 이상하다며 13세 남자아이와 부모님이 찾아왔다. 멀리 지방에서부터 찾아온 아이는 무릎과 발목이 안쪽으로 무너진 보행을 하고 있었다. 서 있을 때도 한쪽 어깨가 기울어져 있고, 앉는 자세도 구부정했다. 아이 역시 발목과 허리의 불편함을 이야기했다.

무릎과 발목이 무너져 있음에도 불구하고 아이는 또래보다 운동을 좋아하고 활동적이었다. 척추의 측만이 보이긴 했지만, 성장기 때 측만 자체를 만지는 건 좋은 선택이 아니다. 게다가 척추 측만으로 인한 허리 통증을 겪는 것치곤 아이가 너무 활동적이었다. 허리보다는 다른 곳에 문제가 있을 거라는 생각이 들어 골반의 움직임에 집중했다. 예상대로 골반을 바른 위치로 가져오지 못하는 근육의 불균형을 확인할 수 있었다. 골반이 제 위치에서 벗어나면서 고관절과 무릎, 발목까지 변형된 상태였다. 이를 해결하기 위해 우선 골반 주변부 근육을 부드럽고 눌러서 풀고, 불균형을 해소할 수 있는 스트레칭 동작을 알려주었다. 뿐만 아니라 척추 측만을 개선하는 데 도움이 되는 생활 속 자세들을 바로잡아주었다.

아이는 이제 집에서도 스트레칭 동작을 꾸준히 하고 있다. 덕분에 눈에 띄게 휘어 있던 척추 측만이 정상에 가깝게 제자리를 찾아갔으며, 허리 통증도 거의 사라졌다.

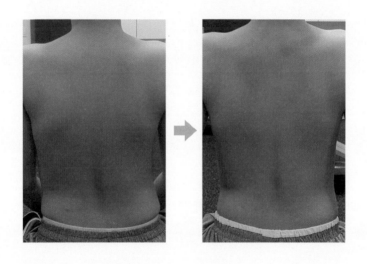

삐뚤어진 어깨 불균형을
단번에 맞추다

 문을 열고 들어오는 환자의 모습을 보며 깜짝 놀랐다. 오른쪽 어깨가 왼쪽보다 현저하게 낮았다. 어깨 불균형으로 목, 등, 허리까지 통증을 호소하는 그는 20대 개발자였다.

 "어떤 운동을 해도 어깨의 균형을 맞출 수가 없더라고요. 제가 하고 싶은 운동을 하면 불균형이 더 심해지지 않을까 싶어 좋아하는 운동도 하지 못하고 있어요."

 사실 내려간 어깨는 올리는 방향으로 운동을 하면 된다. 단, 그전에 오른쪽 어깨가 아래로 떨어진 이유를 생각해보고 문제를 풀어나가는 것이 먼저다. 그의 몸은 오른쪽 허벅지에서부터 생긴 강한 긴장도가 골반을 돌리고, 돌아간 골반이 척추와 갈비뼈를 당겨 결국 어깨까지 당기고 있는 상태였다. 그런데 평소 어깨 부위만 개선하려 했기 때문에 어떤 운동을 해도 개선의 효과가 미미했던 것이다.

가장 먼저 하체의 근육 상태를 개선하기 위해 누르기와 스트레칭을 진행했다. 동시에 상체의 구조를 제자리로 찾을 수 있도록 바른 운동을 통해 어깨의 균형을 맞추는 데 집중했다. 집에서도 꾸준히 할 수 있는 운동 동작들을 구성해 제안했고, 그는 시간이 날 때마다 열심히 실행했다. 어깨 불균형과 통증을 해소한 그는 최근 하고 싶어 하던 헬스를 맘껏 하고 있다. 그는 나를 만나러 올 때마다 말한다.

"문쌤은 물리치료사가 아니라 물리마법사예요!"

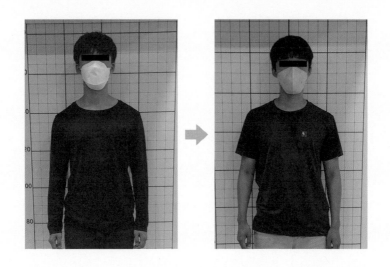

어릴 때부터 괴롭히던
굽은 등과 거북목에서 벗어나다

"두통이 너무 심해요. 약을 먹어도 가라앉지 않아 괴로울 지경이에요."

극심한 두통으로 나를 찾아온 30대 여성 환자였다. 어릴 때부터 자세가 안 좋았던 그녀는 성인이 되어서도 앉아 있는 시간이 많다 보니 굽은 등에 거북목 증상까지 겪고 있었다. 병원을 찾아 주사와 약물치료를 병행했지만 좀처럼 나아지지 않았다. 운동을 통해 굽은 등과 거북목을 개선해보려 노력했지만, 그 역시도 효과가 없었다. 좌절하던 중 수소문 끝에 나를 찾아왔다.

직접 그녀의 몸을 살펴 보니 굽은 등과 거북목 증상이 상당히 진행된 상태였다. 어떤 운동을 주로 했는지 물었더니 등 강화 운동이라고 답했다. 물론 굽은 등을 펴기 위해선 강화 운동이 필요하다. 하지만 한 부위를 강화하려면 그곳과 반대되는 부위에 안정성이 있어야 한다. 안타깝게도 그녀는 허리와 골반에서 상체를 지지하는 힘 자체가 떨어진 상태였다. 그렇기 때문에 운동을 아무리 해도 다시 그 상태로 돌아가고, 근육 당김으로 인해 두통이 개선되지 않았던 것이다. 허리와 골반의 안정성을 키우는 게 급선무였다. 동시에 등의 움직임을 회복하고 목을 세울 수 있는 마사지와 운동법을 제시했다. 이것저것 다양한 방법을 해도 낫지 않던 두통이 말끔히 사라졌다며 그녀는 좋아했다. 그리고 알려준 운동법으로 스스로 통증을 관리하면서 일상을 되찾았다. 현재 그녀는 굽은 등과 거북목이 완치에 가까울 정도로 개선됐다.

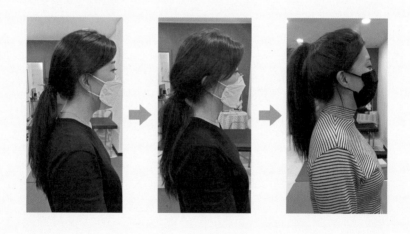

PART 1

아픈 몸의 원인, 통증 버튼을 찾아라!

어쩌다
환자가 된 사람들

이제 막 30대가 된 남성 환자가 나를 찾아왔다. 자신을 경찰관이라고 소개한 그는 오른쪽 다리를 앞으로 뻗고 삐딱하게 앉았는데, 그 모습을 보는 순간 어딘가 불편해 보인다는 느낌을 받았다. 바로 허리였다. 오랜 시간 앉아서 생활했기 때문일 것이라고 짐작했다. 예상대로 그는 하루에 10시간 이상 순찰차를 타고 있었다. 나는 그에게 허리가 아플 때마다 어떤 방법으로 관리하는지 물었다.

"차에서 내려 잠깐씩 허리를 늘이는 스트레칭을 해요. 계속 통증이 나타나는 날에는 퇴근 후 집에서도 스트레칭을 하죠."

스트레칭을 할 것이라고 짐작은 했지만, 상황의 심각성을 알리고 자 깜짝 놀라면서 되물었다.

"안 그래도 불안정한 허리를 더 늘이면 어떡합니까?"

수많은 매체에서 '허리가 아프면 허리 스트레칭을 하라'고 말한다. 하지만 이 해법이 모든 사람에게 해당되는 말은 아니다. 오히려 스트레칭이 허리를 더 아프게 만들 수 있기 때문이다. 생각해 보자. 오랫동안 앉아 있는 사람이라면 이미 허리와 골반의 안정성이 떨어진 상태라고 볼 수 있는데, 안정성이 떨어진 구조물을 억지로 늘이면 어떻게 될까?

피사의 사탑을 허리라고 생각하면 쉽게 이해할 수 있다. 기울어진 탑은 안정성이 떨어진 상태다. 사탑을 더 이상 기울지 않게 하려면 반대 쪽에서 잘 지지해 줘야 한다. 그런데 누군가 탑을 한쪽 방향

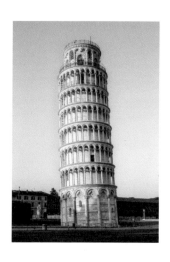
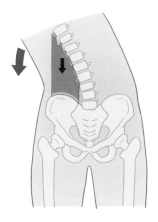

으로 당기면 어떻게 될까? 그땐 정말 무너질 수 있다. 허리라면 어떨까? 다행히 우리 몸은 안정성에 대한 설계가 매우 잘되어 있다. 스트레칭으로 한쪽 근육을 당겨도 반대쪽 근육에서 구조를 지지하며 버틴다. 하지만 계속 당긴다면 구조가 무너지고 이로 인해 불균형이 발생해 통증이 나타날 수밖에 없다. 따라서 이 상황에서 필요한 건 단순히 스트레칭이 아니라 허리와 골반의 안정성을 키우는 운동이다. 허리를 스트레칭하는 것이 일시적으로 근육의 이완을 가져다줄 수 있지만 자칫 여러 문제를 일으킬 수도 있기 때문에 우선 통증의 원인을 제대로 파악한 후 스트레칭과 여러 운동을 함께 진행해야 한다.

많은 이들에게 어디가 아픈지 물어보면 대부분 통증 부위를 정확히 말한다. 하지만 무엇을 하다가 통증이 나타났는지 물어보면 모르는 경우가 많다. 잘 모르고 한 운동이, 과도한 움직임이 몸을 더 망가뜨릴 수 있다는 사실을 알지 못한 채 그냥 그렇게 어쩌다 환자가 된다.

내 통증에 대해
바로 아는 게 먼저다

몸이 아프거나 불편하면 우리는 병원을 찾는다. 내가 왜 아픈지 그 이유를 듣고 싶겠지만, 자신의 증상을 정확하게 설명하지 못하면 의사에게서 명확한 답변을 기대할 수 없다. 내 몸에 나타난 통증에 대해 가장 잘 아는 건 바로 나 자신이다. 어디가 어떻게 아픈지, 언제부터 통증이 나타났는지 스스로 잘 살펴봐야 한다. 그래야 정확하고 빠르게 통증을 제거할 수 있다.

초등학교에서 처음 글쓰기를 배울 때 육하원칙에 대해 배웠던 것을 기억하는가? '누가, 언제, 어디에서, 무엇을, 어떻게, 왜'를 지켜 글을 쓰면 좀 더 정확하고 자세하게 글을 쓸 수 있다. 통증도 마찬가지다. 언제부터 통증이 있었는지, 통증의 양상은 어떻게 나타나는지 정확히 아는 것이 무엇보다 중요하다. 예를 들어 뻐근한지, 시큰한지, 날카로운 통증인지, 쑤시는 느낌이 드는지, 소리가 나는지 등에 대해 자세히 알아야 한다. '뻐근=근육통, 시큰=인대, 날카로운=신경, 쑤시는=관절 연골, 소리=힘줄 또는 관절'에 문제가 생겼다는 신호다.

무엇을 할 때 통증이 느껴지는지도 주의 깊게 살펴야 한다. 움직일 때 통증이 나타나는지, 가만히 있어도 통증이 있는지, 만약 움직일 때 아프다면 어떤 동작에서 통증이 느껴지는지를 알아야 한다. 또 어떠한 이유로 통증이 생긴 것 같은지 그 원인을 찾아야 한다. 내 몸에서 정확하게 어디가 아픈지, 어떤 통증이 느껴지는지 아는 것이 먼저다. 그래야 제대로 치료할 수 있다. 우선 평상시 나의 몸 상태부터 살펴보자.

나의 통증 정도는?

목	☐ 목을 뒤로 젖히면 뒷목에서 뻐근함을 느낀다. ☐ 목을 앞으로 숙이기 힘들다. ☐ 일하다 보면 나도 모르게 고개를 앞으로 쭉 빼고 있다. ☐ 목 통증과 함께 어깨, 팔, 손이 저리거나 찌릿찌릿한 느낌이 있다. ☐ 목 통증과 함께 두통이 있고 가끔 속이 메슥거린다.
등	☐ 한쪽 어깨가 올라가 있다. ☐ 옆에서 봤을 때 어깨에 가려 쇄골이 보이지 않는다. ☐ 팔을 들 때 어깨에서 소리가 난다. ☐ 주먹을 강하게 오래 쥐고 있으면 힘이 빠진다. ☐ 평소 소화가 잘 안되거나 호흡하는 데 어려움을 느낀다.
허리	☐ 평소 의자에 앉은 자세에서 허리를 만지면 뼈가 튀어나와 있다. ☐ 누운 상태에서 다리를 들어 올릴 때 허리가 뜬다. ☐ 늘 배를 내밀고 서 있다. ☐ 허리를 숙일 때 허리 뒤쪽에 통증이 있다. ☐ 허리를 비틀어 돌리며 소리를 내는 습관이 있다. ☐ 아침에 일어날 때 허리를 펴기 힘들다.
골반& 고관절	☐ 걸을 때 골반이 한쪽으로 밀린다. ☐ 고관절에서 소리가 난다. ☐ 한발 서기를 30초 동안 할 수 없다. ☐ 다리를 꼬고 앉는 습관이 있다. ☐ 바지나 치마가 늘 한쪽으로 돌아가 있다. ☐ 서 있을 때 발의 각도 차이가 크다.

무릎	☐ 무릎을 굽히거나 펼 때 소리가 난다. ☐ 계단을 올라갈 때 무릎에 통증이 있다. ☐ 앉아 있다가 움직일 때 무릎에 뻑뻑한 느낌이 든다. ☐ 무릎이 과도하게 펴진 느낌이 든다. ☐ 무릎이 O, X로 변형되어 있다.

팔&
손목
	☐ 마우스를 사용할 때 손목에 찌릿함을 느낀다.
	☐ 손목을 움직일 때 소리가 난다.
	☐ 아침에 일어나면 뻣뻣해진 손가락 때문에 주먹이 안 쥐어지거나 안
	  펴진다.
	☐ 양팔을 앞으로 쭉 뻗어 손바닥을 위로 향하게 한 자세를 유지하기
	  힘들다.
	☐ 무거운 물건을 들 때 팔꿈치에서 통증이 느껴진다.

종아리& 발목	☐ 종아리가 늘 붓는다. ☐ 걸을 때 발가락을 딛지 않고 걷거나 발가락에 힘이 들어가지 않는다. ☐ 걸을 때 발목이 불안정하거나 자주 발목을 삔다. ☐ 발목을 들어 올릴 때 발가락이 과도하게 올라간다. ☐ 아침에 일어나 첫발을 내디딜 때 찌릿함을 느낀다.

0점

아주 건강한 몸을 가지고 있군요!

평소 몸을 아주 잘 관리하고 있네요. 지금처럼 생활한다면 통증 없이 건강한 삶을 유지할 수 있을 거예요. 꾸준히 내 몸에 관심을 가져야 합니다.

1~2점

비교적 양호해요!

생활 습관에 따른 통증이 하나둘 나타나고 있지만 아직은 견딜 만한 정도입니다. 생활 습관병 전 단계라고 할 수 있어요. 지금부터라도 관리하지 않으면 많은 문제가 발생하기 쉽습니다. 불편한 느낌이 들지만 원인을 찾지 못하고 있다면 전문가의 조언을 듣는 것이 좋습니다.

3점 이상

만성 통증으로 가고 있어요!

신체가 생활습관병 상태로 돌입했다고 볼 수 있어요. 부위별 문제들이 서로 상호 작용해 전신의 구조에 변형이 생긴 것 같군요. 곧 만성 통증으로 이어질 수 있으므로 전문가의 도움이 필요합니다.

통증은
몸이 보내는 위험 신호

통증은 싫고 불편한 감각이지만, 최악의 상황으로 치닫기 전에 몸 안에서 보내는 일종의 위험 신호이기도 하다. 눈에는 보이지 않지만 우리 몸 어딘가에 이상이 발생했다고 알려주는 경고 메시지인 셈이다. 그런데 많은 사람이 작은 통증은 '금방 괜찮아지겠지' 하며 그냥 지나치곤 한다. 그러다 어느 날 '찌릿'하며 날카롭게 쑤시는 통증과 마주하고 나서야 병원을 찾는다.

사실 통증은 한 번에 엄청난 강도로 찾아오지 않는다. 우리가 인지하지 못했을 뿐 몸은 이미 여러 차례 경고를 보냈을 것이다. 한 부위가 결리거나 뻐근한 식으로 말이다. 그렇다면 우리는 왜 통증을 매번 알아채지 못하는 걸까?

우리 몸이 감각을 받아들이는 데는 일정한 역치값이 존재한다. 쉽게 말해 어느 정도 이상의 자극이 들어와야 그 자극을 인지할 수 있다. 너무 낮은 강도의 자극은 미처 인지하지 못한 채 넘기기 쉽다. 예를 들어 우리가 편안하게 들을 수 있는 범위의 소리를 '가청영역'이라고 한다. 그런데 이 범위를 넘어서는 큰 소리를 들으면 몸을 보호하려는 기전이 발동해 큰 소리를 해로운 감각으로 받아들여 불편을 느끼게 된다. 즉 몸에는 안전에 대한 기준값이 있는데, 이를 넘어선 자극이 들어오면 유해한 자극으로 판단해 불편하다고 여기게 만든다. 그리고 몸은 스스로를 보호하기 위해 불편함을 통증으로 바꿔 신호를 보낸다.

여기서 문제는 이 불편한 감각이 적응된다는 사실이다. 뜨거운 물건을 오래 만지면서 일하는 사람의 경우 일반인보다 뜨거운 물건을 만질 때 통증으로 받아들이는 부분의 역치값이 상대적으로 높다. 그래서 남들과 비슷한 강도의 불편감을 통증으로 인지하지 않는다.

무엇보다 통증의 적응을 경계해야 한다. 한두 번의 통증이나 결림 등 몸이 보내는 위험 신호를 무심코 넘기다 보면 나중에는 감당하지 못할 정도로 큰 통증을 맞닥뜨리게 될 수도 있다.

통증을
미리 잡지 않는다면

앞서 얘기했듯 우리 몸은 변화에 빠르게 적응한다. 이러한 적응은 생존에 필수적인 요소로 외부의 위험 요소를 제거할 수 없는 상황이라면 스스로 위험 요소에 대해 학습하고 적응한다. 따라서 불편감을 느끼면 스스로 인체 구조를 변화시키고 움직임의 패턴을 바꿔 불편감이나 통증이 느껴지지 않도록 만든다. 하지만 이런 상황이 반복되면 통증은 몸속 깊이 숨어들어 상황을 점점 더 악화시킨다. 그러다 애써 감추고 있던 통증이 고개를 드는 순간이 있다. 달라진 몸의 구조와 패턴이 또 다른 불편감을 발생시킬 때다. 이때 다시 한번 통증으로 신호를 주는데, 이전 신호보다 훨씬 더 강력하게 심각성을 알린다. 이번에는 단순히 '어디가 아프다', '불편하다'를 넘어 아파서 움직이는 것조차 힘들다.

우리 몸에서 보내는 작은 신호를 소홀히 여기면 문제는 눈덩이처럼 불어나 큰 통증이 되고, 이는 곧 질병으로 이어진다. 최근 스마트폰과 컴퓨터 사용이 많아지면서 손목 통증으로 고생하는 사람들이 증가했다. 손목터널증후군의 경우 장시간 책상에 손꿈치를 대고 작업하는 사람들에게 흔히 나타나는데, 이 역시 처음에는 아주 약한 불편감에서 시작한다. 약간의 저린 증상에도 이를 무시한 채 반복적으로 손목을 사용하다 보면 어느새 손꿈치를 바닥에 대지도 못할 정도로 극심한 통증이 찾아온다. 그 상태를 그대로 방치하면 힘줄이 받는 스트레스가 점점 증가하고 손목 터널이 더 좁아지면서 수술이 필요한 상황까지 발생한다. 손목뿐만 아니라 다른 부위도 마찬가지다. 그러니 우리는 초기에 발생하는 약한 불편감, 즉 통증의 첫 신호를 절대 놓치지 말아야 한다.

오랜 시간에 걸쳐 변화를 거듭한 통증의 경우 정확한 원인을 파악하기가 매우 어렵다. 몇 번이나 숨고 변하는 과정을 거쳤기 때문이다. 따라서 통증이 발생했다면 반드시 원인을 찾아내 대처해야 한다.

만성 습관이
만성 통증을 부른다

통증은 크게 급성 통증과 만성 통증으로 나눌 수 있다. 급성 통증은 직접적인 손상, 즉 무언가에 어떤 부위를 다쳐서 아픈 경우다. 이 경우에는 초기 통증이 크게 나타나지만 다친 부위가 나으면 통증은 점점 줄어들고 결국 사라진다. 따라서 여러 의료적인 처치와 휴식만으로도 충분히 좋아질 수 있다.

반면 원인도 모르는 불편한 감각을 지속적으로 경험하는 경우가 있다. 우리는 이것을 '만성 통증'이라고 한다. 만성 통증은 3주 이상 지속되며 반복적으로 나타나는 통증이다. 어디를 다쳐서 발생하는 통증이 아니기 때문에 낫는 과정도 존재하지 않는다. 만성 통증의 가장 큰 문제는 원인을 명확히 모른다는 것이다. 일상생활을 하는 동안 잘못된 습관들이 내 몸에 조금씩, 스스로 느끼지 못할 정도의 손상을 준 것이라고 보면 된다. 이 만성 습관은 만성 통증을 일으킨다.

만성 습관은 대개 신체 불균형으로 인해 만들어진다. 그렇다면 신체 불균형은 왜 생길까? 네 가지 원인이 있다.

한 곳의 균형이 깨지면
나머지도 우르르 무너진다

우리 몸에서 균형은 매우 중요하다. 실제로 우리 몸은 척추를 중심으로 좌우대칭을 이루고 있으며, 신체의 모든 부분이 서로 유기적으로 연결되어 있다. 그래서 한 부위의 균형이 깨지면 연쇄적으로 다른 부위에까지 영향을 미친다.

예를 들어 어깨나 손목을 다친 사람 중에는 보행에 문제를 겪는 이들이 꽤 많다. 상체의 부상이 보행에 영향을 미친다니 이해가 되지 않을 것이다. 하지만 실제 어깨와 손목을 다쳐 병원을 찾는 환자들을 보면 보행 패턴이 깨져 있거나 보행을 효율적으로 못 하는 경우가 많다.

사실 걷는 행위는 매우 균형을 이룬 움직임이다. 양팔과 다리가 교대로 움직이며 안정적으로 회전해야 제대로 걸을 수 있다. 그런데 팔에 깁스를 한 채 6주 동안 생활했다고 치자. 그 기간에는 보행 시 팔을 앞뒤로 전혀 흔들지 못했을 것이다. 이로 인해 척추와 다리의 균형이 깨지고 보행 패턴에도 문제가 발생한다. 그러다 6주가 지난 후 깁스를 풀면 어떻게 될까? 여전히 팔이 아닌 다른 부위에서 보상 작용(다른 기관이 기능을 대신하는 일)을 얻으려고 할 것이다. 방치하면 결국 신체 균형이 깨지고 허리와 고관절까지 불편해질 수 있다.

잘못된 자세가
몸을 망가뜨린다

KBS 프로그램 〈운동맛집〉에서 멘토로 활동할 때의 일이다. 열 살 아이의 척추측만증을 어떻게 교정해야 하는지 알려주는 방송이었다. 우선 그 아이가 생활하는 모습을 관찰했다. 운동량이 상당한데도 아이의 척추가 틀어진 이유는 무엇일까? 문제는 아이가 생활하기에 너무 높은 책상과 의자였다. 아이는 성인의 신장에 맞춘 책상과 의자에 앉아 안정적인 자세를 취하기 어려웠을 것이다. 아이는 자신에게 가장 편안한 자세를 취하기 위해 특정한 근육들만 사용했고 그로 인해 척추에 비틀림이 생겼다.

이처럼 잘못된 자세를 지속적으로 취하다 보면 우리 몸은 그 자세에 맞춰 적응하고 변화한다. 또 그렇게 변해버린 몸을 편하다고 인지하게 되면서 근육과 관절의 기본값을 이에 맞춰 최적화한다. 그러면 신체는 또 다른 불균형의 신호를 보내고 이것이 반복되면 자세는 점점 더 안 좋아질 수밖에 없다. 악순환의 연속이다.

만약 다리를 꼬고 앉는 게 편하다면 당신의 골반은 이미 한쪽이 뒤로 돌아가 틀어져 있을 가능성이 높다. 고관절의 위치 또한 틀어져 있을 것이다. 이때 다리를 풀고 똑바로 앉으라고 하면 오히려 불편함을 느낀다. 이런 상태를 두고 '근육과 관절의 기본값이 바뀌었다'라고 말한다. 다리만 꼬았을 뿐인데 몸을 점점 더 비틀게 되고, 그러다 몸이 아예 한쪽으로 기우는 지경에 이른다. 결국 근육과 관절의 불균형이 신체의 구조적인 불균형으로 발전시키게 된다.

한쪽만 사용하는 습관이
신체 구조를 틀어지게 한다

장시간 같은 작업을 반복하거나 한쪽 근육만 사용하는 습관은 몸의 구조를 틀어지게 해 통증을 유발한다. 외부의 저항으로 인해 신체가 변하는 경우다. 학령기 때 가방 메는 습관 때문에 몸이 틀어지는 경우가 있다. 가방을 한쪽으로 오래 메거나 양쪽으로 가방을 메도 짐이 한쪽으로 몰려 더 무거운 경우에는 근육의 불균형이 발생하기 때문이다. 한쪽 근육이 강한 자극을 받아 과도하게 긴장하면서 수축하면 수평을 유지하려는 우리 몸의 특성 때문에 다른 한쪽 근육은 더욱더 수축하게 된다. 이런 상황이 오래 지속되면 근육은 수축하는 힘을 본래의 자기 힘이라고 착각해 일반적인 상황에서도 뼈를 잡아당긴다. 그 결과 근육의 긴장도가 바뀌면서 척추까지 휘게 되는 것이다.

스마트폰을 사용하는 습관도 몸을 틀어지게 한다. 평소 왼손으로 스마트폰을 들고 목을 왼쪽으로 돌려 사용하는 사람은 이 자세가 습관처럼 몸에 배어 있는 경우가 많다. 주로 왼쪽으로만 스마트폰을 보다 보니 목의 대칭이 깨지고 목 근육에 만성적 비대칭이 생긴다. 다시 말해 근육이 긴장하면서 내가 자주 사용하는 패턴대로 변하고, 그 긴장도를 정상으로 인지하면서 비대칭을 비대칭으로 인지하지 못하는 만성적인 비대칭이 되는 것이다. 이렇게 오랜 시간에 걸쳐 만들어진 만성적 비대칭으로 통증이 발생한 경우에는 생활 습관을 고치지 않으면 통증은 사라지지 않는다.

예전에 세탁소를 30년 이상 운영하는 50대 환자를 치료한 경험이 있다. 그분은 평소 한 손으로 무거운 세탁물을 든 채 자전거로 배달하고 있었다. 옷걸이를 손으로 잡고 등 뒤로 짊어지는 자세를 오랫동안 취해온 터라 척추측만증이 엄청 심해진 상태였다. 특히 한쪽 손과 어깨를 주로 사용했기 때문에 양쪽 어깨관절의 가동 범위에 큰 차이가 있었다. 하지만 너무 오랜 시간 이 자세를 유지했기 때문에 수술만으로는 통증을 잡을 수 없었다. 대신 통증을 줄이는 보존적 치료와 함께 짧아진 근육은 풀고 늘어난 근육은 수축시키는 재활 치료를 병행했다. 다행히 통증은 빠르게 호전되었다. 그러나 여전히 척추 구조는 6개월마다 점검해야 한다.

이렇듯 신체의 구조적인 불균형은 외형적으로는 쉽게 티가 나지 않는다. 잘 모른 채 내버려두면 척추를 비롯한 다른 구조들이 이러한 불균형을 보상하기 위해 다시 다른 구조를 틀어지게 만든다. 이러한 틀어짐은 결국 통증을 유발한다.

잘못 사용한 근육이 불균형을 초래한다

일반적으로 우리는 팔과 다리를 움직일 때 몸통의 안정성을 먼저 유지하려 한다. 이는 우리가 아기일 때부터 경험을 통해 익히는 것이다. 네발로 기어가는 아기의 모습을 떠올려보자. 몸통이 어느 한쪽으로 기울어지지 않게 안정성을 유지하면서 팔다리를 빠르게 놀려 앞으로 나아간다.

이렇게 습득한 몸통의 안정성은 우리가 움직일 때마다 척추를 단단히 잡고 지탱해 준다. 고정점이 확실하니 빠르게 움직이더라도 정확하고 정교한 동작이 가능하다.

우리가 팔을 움직일 때는 팔에 있는 근육만 사용하는 것처럼 보여도 사실 팔 근육이 수축하기 전에 복부에 있는 근육이 가장 먼저 수축한다. 복부 근육은 코어 근육으로 중심 안정화, 즉 척추를 안정화시키는 역할을 한다. 그렇다면 척추의 안정화가 어떻게 팔다리의 정교한 동작을 가능하게 할까? 중력을 받고 있는 우리 몸은 '자세를 유지하는 근육(항중력근)'과 '운동성을 가진 근육(위상성근육)'으로 이루어져 있다. 나는 가만히 서 있다고 생각하지만, 사실 중력을 거스르려면 '자세를 유지하는 근육'이 안정화된 상태에서 '운동성을 가진 근육'이 계속 활성화되어야 한다. 만약 자세를 유지하는 속근육이 안정화되지 않은 상태에서 운동성을 가진 근육만 활성화된다면 몸의 균형이 깨지면서 움직임의 질이 떨어진다. 따라서 팔과 다리를 정확하고 정교하게 움직이려면 척추 안정성을 기반으로 근육의 운동성 활성화가 진행되어야 한다.

이토록 중요한 몸통의 안정성은 성장하면서 점차 사용 빈도가 줄어든다. 앉아서 생활하는 시간이 길어지고 운동은 하지 않는 탓이다. 그러다 보니 끊임없이 사용하는 팔다리의 힘은 점점 강해지고 몸통의 힘은 점점 약해진다. 이런 상황이 지속되면 몸통, 즉 중심은 약해지는 데 반해 각 방향에서 잡아당기는 힘이 강해져 몸의 정렬이 틀어지기 시작한다. 이때 잡아당기는 힘에도 불균형이 생기면 몸의 정렬이 더 틀어지면서 근육을 사용하는 패턴 자체가 변한다.

예를 들어 다리를 들어 올리는 동작, 즉 고관절을 구부리는 동작에서 사용되는 주요 근육은 '장요근'이다. 장요근은 허리 앞쪽에서 다리뼈까지 연결되는 근육으로, 장시간 앉아 있으면 짧아지고 경직되면서 기능을 제대로 사용할 수 없게 된다. 그러면 골반에서 시작해 고관절, 허벅지로 이어지는 대퇴직근이 고관절을 들어 올리는 역할을 대신하게 된다. 대퇴직근은 허벅지 앞쪽에 있는 큰 근육인 대퇴사두근의 4개 근육 중 하나로, 무릎을 펴는 데 사용되는 근육이다. 여기에 다리를 들어 올리는 동작까지 수행해야 하니 당연히 근육에 부하가 걸리고 스트레스를 받게 된다. 그러면 어떻게 될까? 본래 기능인 무릎을 펴는 동작은 물론 고관절을 구부리는 동작에까지 문제가 발생할 수 있다.

이렇듯 근육의 사용 패턴이 변하면 안정성을 유지하는 근육들의 쓰임도 변하면서 몸의 정렬이 틀어져 신체 구조의 변형이 나타나고 통증이 동반된다.

아픈 부위 백날
눌러봤자 소용없다

통증이 나타나면 대부분 아픈 부위에 집중하기 시작한다. '아픈 부위 =통증의 원인'이라고 착각하기 때문이다. 그때부터 온 힘을 다해 통증이 나타난 부위를 주무르거나 두드린다. 아프지만 시원한 느낌에 현혹되어 일주일에 한 번, 한 달에 서너 번 마사지를 받기도 한다. 물론 이런 행동이 의미가 전혀 없는 건 아니다. 하지만 적어도 지속적으로 통증을 관리한다는 면에서는 굉장히 초보적인 실수를 저지르는 것이라고 할 수 있다. 직설적으로 표현하자면, 아픈 곳을 먼저 건드리는 건 하수나 하는 행동이다. 실제로 다친 것이 아니라면 통증의 원인은 다른 부위인 경우가 상당히 많다.

통증 치료실에 근무할 당시 오른쪽 허리의 통증을 호소하며 매일 출근 도장을 찍는 환자가 있었다. 일반적인 전기치료를 했지만 통증은 사라지지 않았다. 근육의 수축과 이완을 반복하는 전기치료는 진통을 완화시키는 효과가 있는데, 통증이 줄어들지 않는다는 건 그 원인이 다른 곳에 있을 수 있다는 얘기다. 다른 치료를 시도해 봐야겠다고 생각하며 환자의 허리를 만졌다. 맙소사! 전기치료를 받는 오른쪽 허리 근육은 말랑말랑한 상태인데, 왼쪽 허리 근육은 봉긋하게 솟아 있었다. 환자에게 오른쪽 허리가 아닌 왼쪽 허리를 치료하길 권했다. 환자는 왜 왼쪽 허리를 치료해야 하냐며 불만을 토로했다. 오랜 기간 오른쪽 허리를 치료했음에도 통증이 남아 있다면 다른 곳에 원인이 있을 수 있다고 설득해 왼쪽 허리를 치료하기 시작했다. 치료가 끝나고 몸을 일으키던 환자는 통증이 없다며 신기해했다. 그동안 다리를 바닥에 디딜 때마다 허리에 통증을 느꼈는데 단 한 번의 치료로 통증이 사라진 것이다.

외상으로 아픈 게 아니라면 아픈 부위를 직접 누르는 건 통증을 악화시키는 행동일 수 있다. 상처를 더 들춰내는 셈이다. 경력이 오래된 치료사일수록 아픈 곳을 먼저 건들지 않는다. 통증의 원인을 먼저 찾은 후 그 부위를 집중적으로 치료한다. 원인을 없애지 않으면 통증에서 벗어날 수 없다. 반드시 통증의 원인이 되는 부위를 찾아야 근본적인 치료가 가능하다는 것을 기억하자.

통증의 시작점,
통증 버튼을 찾아라!

아픈 부위를 문지르거나 주무르면 통증이 줄어드는 것을 느낄 수 있다. 이는 부드러운 자극이 통증 신호보다 먼저 뇌에 도착하거나 혈액순환이 증진되면서 나타나는 현상이다. 통증을 진정시키는 효과라고 할 수 있다. 하지만 말 그대로 진정만 시킬 뿐이지 해당 부위 통증의 원인을 제거한 것은 아니기 때문에 금세 통증이 되살아난다.

그래서 불편함을 만드는 근육, 즉 통증을 유발하는 지점을 찾아야 한다. 우리는 지금부터 불편함을 만드는 근육을 '통증 버튼'이라 부를 예정이다.

통증의 원인은 다른 곳에 있다

어머니의 뭉친 어깨를 주물러본 기억, 다들 한 번씩은 있을 것이다. 분명 어제 딱딱한 근육을 부드럽게 풀었는데 오늘 또 뭉치는 어깨, 뭐가 문제인 걸까? 어깨 근육이 뻣뻣하게 뭉쳤다면 이는 팔을 몸 앞쪽에서 많이 사용했다는 증거다. 팔이 몸 앞에서 움직이려면 어깨 후면에서 근육을 잘 잡아줘야 한다. 그 근육을 '회전근개'라고 부른다. 게다가 어깨뼈도 척추에서 일정한 간격으로 잘 유지되어야 한다. 하지만 대부분의 사람들은 척추의 안정성을 유지하지 못한 상태에서 팔을 많이 사용한다. 그러다 보니 어깨에서 가장 쉽게 사용할 수 있는 상부 승모근, 일명 '어깻죽지'라고 부르는 근육을 주로 사용하게 되고 그곳 근육이 뻣뻣해진다. 이런 상태에서 팔을 과도하게 사용하면 팔의 운동과 무게 때문에 어깨 근육이 스트레스를 받고, 점점 늘어나게 된다. 결국 어깨 근육은 늘어나는 힘에 의해 더욱더 수축되고 뻣뻣하게 굳는다.

물론 뻣뻣해진 근육을 주무르면 일시적으로 부드러워진다. 하지만 움직이기 시작하면 다시 굳는다. 근육 뭉침의 원인이 다른 곳에 있기 때문이다. 늘어나면서 뻣뻣해진 근육이 아니라 어깨를 잡아당겨 단축된 근육을 풀어야 한다. 팔을 앞쪽으로 끌어와 사용하게 하는 근육은 '가슴 근육'이다. 이 가슴 근육을 풀어야 어깨 뭉침을 해소할 수 있다.

오랜 시간 앉아서 컴퓨터 작업을 하거나 스마트폰을 보면 뒷목이 뻣뻣해진다. 바로 '거북목증후군'이다. 심한 경우 어깨와 등 통증까지 나타나는데, 대부분의 사람들은 근육이 뭉친 정도로 생각해 열심히 주무르며 풀어준다. 괜찮아지는 듯싶지만 얼마 지나지 않아 다시 이전 상태로 되돌아간다. 거북목증후군 역시 근본적인 원인은 뒷목이 아닌 다른 곳에 있기 때문이다.

머리가 앞으로 이동한 상태로 오래 있으면 무게의 균형이 앞으로 쏠려 목 뒤쪽 근육인 상부 승모근과 견갑거근이 늘어난 채 버티는 동작을 수행하게 된다. 그러다 보면 강하게 수축하는데, 이때 우리는 뻐근함과 통증을 느끼게 된다. 반대로 목 앞쪽 근육인 목빗근과 사각근은 짧아진다. 단축된 근육은 본래의 기능을 잃고 위축된 상태에서 뻣뻣하게 굳는데, 이러한 상태는 근육이 늘어나기보다 짧아지는 데 더 유리하다고 볼 수 있다. 이런 상황에서 뒷목을 풀어준다면 어떻게 될까? 목 앞쪽 근육의 입장에서는 더 잡아당길 수 있는 시간을 벌어준 셈이다. 뒷목의 긴장 상태가 완화되는 순간, '기회는 이때다!' 하면서 잡아당겨 거북목을 더 심하게 만든다. 통증은 뒷목에서 나타났지만, 통증의 원인은 목 앞쪽 근육에 있다. 따라서 목 앞쪽에서 당기는 근육을 풀어 부드럽게 만들어야 통증을 막을 수 있다. 지긋지긋한 통증에서 벗어나고 싶다면 아픈 곳이 아니라 통증의 원인이 되는 곳, 바로 통증 버튼을 찾아 눌러야 한다.

상체 통증 버튼은 아픈 곳이 아닌 다른 곳에, 하체 통증 버튼은 통증 주변 부위에

목, 어깨, 팔 등 상체에 통증이 나타날 경우 그 원인은 다른 곳에 있는 경우가 많다. 하지만 하체는 통증 부위 주변인 경우가 대부분 이다. 왜 상체와 하체의 통증 버튼 위치가 다른 걸까? 쉽게 말해 기능이 달라서다. 상체는 '움직임'에, 하체는 '몸의 무게를 지탱'하는 데 특화되어 있다.

예를 들어 무릎관절의 역할은 움직임보다 하체를 지지하는 것에 있다. 무릎관절을 둘러싸고 있는 주변 근육들이 하체를 지지하기 때문에 통증이 생기면 무릎 주변 근육을 먼저 풀어야 한다. 골반과 고관절도 마찬가지다. 이들의 주요 기능은 체중을 지지하고 몸의 균형을 이루는 것이므로 그 주변부 근육의 상태를 먼저 회복시키는 게 중요하다. 즉 통증이 나타나면 골반과 고관절을 지지하고 있는 근육들을 먼저 눌러 풀어줘야 그 기능이 회복되고 통증도 감소한다.

통증 체인을 끊어야
통증에서 벗어날 수 있다

발목 통증으로 고생하는 한 환자가 나를 찾아왔다. 오랫동안 운동을 해왔는데 최근 들어 발목의 움직임 각도가 현저히 줄더니 점점 굳는 증상이 나타났다고 했다. 억지로 늘이기 위해 운동을 했다가 통증까지 발생한 상태였다. 발목 주변 근육에 문제가 생긴 건 아닌가 싶어 정밀 검사를 했지만 문제는 발견되지 않았다. 발목 근육을 풀면 나을 거라는 의사의 조언에 열심히 스트레칭을 했건만 오히려 통증까지 더해져 운동을 포기해야 할 지경에 이르렀다며 하소연했다.

그의 이야기를 듣고 내가 가장 먼저 확인한 곳은 옆통수였다. 뜬금없다고 생각하겠지만, 옆통수에는 측두근이라는 근육이 있다. 발바닥과 뒤꿈치에서부터 시작해 신체 후면을 따라 올라오는 근막은 측두근에서 끝이 난다. 만약 측두근을 부드럽게 풀었을 때 증상이 조금이라도 개선된다면 문제의 원인은 발목 주변의 근육이 아니라 생활 습관이나 잘못 사용한 근육으로 인해 근막에 생긴 스트레스다. 측두근을 풀자 발목의 움직임 범위가 개선되고 통증도 줄어들었다.

우리 몸은 근육과 뼈, 관절 등으로 복잡하게 연결되어 있다. 650여 개의 근육이 206개의 뼈와 187개의 관절을 보호하고 지탱한다. 게다가 근육을 싸고 있는 근막은 머리부터 발끝까지 연결되어 있다. 즉 우리 몸은 어느 한 부위도 따로, 또 혼자 움직이지 않는다. 근육과 근육이 서로 연결되어 움직이듯 통증도 근육을 따라 서로 꼬리를 물고 있다. 마치 하나의 체인처럼 말이다. 그래서 발목 통증은 옆통수 측두근에서, 목 통증은 엄지발가락에서, 어깨 통증은 허벅지에서 해결할 수 있는 것이다.

또한 한 부위에서 발생한 통증이 통증 체인을 타고 흘러가 다른 부위의 통증을 유발하기도 한다. 예를 들어 장시간 앉아 있어 고관절 앞쪽 근육인 장요근이 짧아지면 골반이 회전하면서 허리 뒤쪽 근육을 뻣뻣하게 만든다. 그러면 틀어진 골반과 고관절의 구조적인 불균형으로 인해 골반과 연결된 무릎과 발목까지 영향을 받아 통증이 나타날 수 있다. 따라서 통증의 시작점을 찾고, 거미줄처럼 뻗은 통증 체인을 끊어야 비로소 통증을 없앨 수 있다.

PART 2

순식간에
통증이 사라지는
기적의
8초 통증 버튼 요법

누르는 것만으로도
통증에서 벗어날 수 있다

근육이 뭉치면 대부분의 사람들은 근육을 풀기 위해, 즉 이완하기 위해 주무르거나 두드린다. 이처럼 이완하는 방법에는 여러 가지가 있다. 근육의 특성에 따라 적용하는 방법이 다른데, 보통 다섯 가지로 나뉜다. 잡기, 누르기, 늘이기, 튕기기, 문지르기와 긁어내기다. 눈치챘는지 모르겠지만, 근육을 이완하는 목적으로 사용하는 손 기술에 '주무르기'는 없다. 물론 잡고 누르기를 합치면 주무르기처럼 보일 수 있지만 일반적으로 우리가 아는 주무르기와는 다르다. 간혹 '안마의자는 주무르기 아닌가?'라고 생각할 수 있다. 안마의자 역시 주무르기보다는 누르기와 긁어내기에 특화된 기기라고 보는 게 더 정확하다. 홈트 할 때 많이 사용하는 마사지볼과 폼롤러는 근육 이완을 목적으로 탄생한 대표적인 운동기구로 이를 활용해 누르기, 늘이기, 긁어내기를 할 수 있다.

이런 기구들을 자세히 보면 반드시 포함된 기능이 있다. 바로 '누르기'다. 내가 통증을 제거하는 방법으로 책에서 제안하는 방법 역시 누르기다. 왜 누르기일까?

근육을 누른다는 건 압력을 주는 것이다. 근육은 과도하게 일을 하거나 당겨지면 스트레스를 받고 스스로를 보호하기 위해 딱딱해진다. 이 상태가 지속되면 운동성이 감소해 근육이 굳으면서 혈액순환이 저하되고 굳은 근육이 신경조직을 눌러 저림이나 찌릿한 통증이 나타난다.

우리가 흔히 근육이 딱딱하게 굳으면 피로가 많이 쌓였다고 이야기하는데, 생리학적으로도 맞는 얘기다. 주변 근육의 당기는 힘을 버티느라 근육이 과도하게 일을 하면 피로도가 높아지고 혈액순환이 악화되어 근육 내에 부산물이 많이 쌓인다. 이러한 악순환을 끊어내려면 딱딱하게 굳은 근육을 풀어야 한다. 하지만 단단하게 뭉친 근육은 쉽게 풀리지 않는다. 간접적으로 자극하는 수밖에 없다. 바로 누르기를 통해 압력을 주는 것이다. 이때 통증의 원인이 되는 곳을 바로 알고 누르는 것이 무엇보다 중요하다. 정확한 통증 버튼에 압력을 가하면 그 부위가 부드럽게 풀리면서 근육의 상태가 개선된다. 동시에 혈액순환이 잘되고, 근육 내 대사가 활발해지면서 근육에 쌓여 있는 피로물질이 빠져나가 통증에서도 벗어날 수 있다. 물론 다른 여러 기법을 함께 적용하면 훨씬 더 효과적이겠지만, 그럼에도 불구하고 가장 쉽고 효율적인 방법은 역시 '누르기'다.

누르기 효과를
배가시키는 스트레칭의 힘

학창 시절에 찰흙으로 만들기 하던 경험을 되살려보자. 처음에는 찰흙이 말캉말캉 부드러워 쉽게 주무를 수 있지만 조금만 내버려두면 금방 굳고 갈라진다. 이럴 경우 찰흙을 다시 사용하려면 어떻게 해야 할까? 물을 조금 넣고 다시 부드러워지도록 주물러야 한다. 이런 과정 없이 딱딱하게 굳은 찰흙을 갑자기 늘이면 뚝뚝 끊어진다. 근육도 마찬가지다. 뻣뻣하게 굳은 근육을 이완하지 않고 무턱대고 스트레칭으로 늘이면 손상을 입거나 구조적인 변형이 올 수 있다.

통증이 발생한 근육을 살펴보자. 근육이 비활성화되어 있거나 반대로 과도하게 사용한 탓에 단단히 뭉쳐 있을 것이다. 그렇다면 가장 먼저 근육의 상태를 개선하는 작업이 필요하다. 딱딱하게 굳은 근육을 눌러 이완시키고 혈액순환을 원활하게 해주면 근육이 부드러워진다. 이 상태에서 스트레칭을 해야 근육을 원래 길이로 안전하게 늘이고 정상적인 기능을 할 수 있도록 되돌릴 수 있다. 제대로 근육을 늘였다면 수축과 이완을 반복하는 운동을 통해 근육을 활성화시켜야 한다. 그래야 찰흙이 원래의 부드러운 상태로 돌아가듯 비로소 통증 없는 몸으로 돌아갈 수 있다.

우리 몸 어딘가에 통증이 나타났다면 반드시 이 원리를 적용해 보자. 단단하게 굳은 근육을 이완하는 누르기와 근육의 정상 길이 회복을 위한 스트레칭, 그리고 마지막으로 근육의 정상적인 기능을 되돌리는 활성화 운동이 순서대로 이루어져야 한다. 그래야 통증으로부터 완전히 해방될 수 있다.

통증 버튼 누르기의
핵심은 '8초'다

왜 8초일까? 근육이 이완되는 원리를 이해하면 알 수 있다. 근육 안에는 근육의 길이와 장력(당기거나 당겨지는 힘)을 감지하는 신경, 쉽게 말해 센서가 있다. 근육 내에는 '근방추', 힘줄에는 '골지건'이라는 센서가 있는데 근육의 보호 작용을 역이용해 근육의 긴장을 떨어뜨리는 역할을 한다. 다시 설명하자면, 우리 몸은 어느 정도의 힘은 버틸 수 있지만 그 이상이 가해지면 버티지 못하고 힘이 한 번에 뚝 떨어진다. 간혹 엄청 무거워 보이는 커다란 상자를 옮기려고 힘을 줘서 들었는데 생각보다 가벼울 때가 있다. 이때 센서가 발동해 스스로 상자의 무게에 맞춰 몸의 힘을 뺀다. 힘이 많이 들어간 근육과 관절을 보호하기 위해서다. 이런 기전은 딱딱하게 굳은 근육에도 작용한다. 근육 센서를 누르면 근육은 스스로 늘어난다고 생각하는데, 늘어날 때 더 잡아당기면 다치기 때문에 스스로 힘을 뺀다. 이 과정이 누른 후 8초부터 시작된다. 즉 힘이 빠지는 순간이 8초인 것이다.

근육과 힘줄에서 고유수용기의 근육 수축 억제에 따른 이완은 6~8초부터 일어난다고 알려져 있다. 근육 센서가 뇌와 척수로 신호를 보내고 다시 근육과 힘줄을 이완하도록 신호를 보내는데, 최소 6~8초가 걸리기 때문에 8초를 누르는 것이 가장 효율적이다.

단, 기억해야 할 것이 있다. 누르기의 강도. 너무 강한 자극은 우리 몸의 또 다른 보호 반응을 유발한다. 우리가 흔히 '경직'이라고 부르는 근육의 급성 반응으로, 근육이 움츠러드는 것을 떠올리면 이해가 쉽다. 따라서 누르는 강도는 조금 불편한 감각이 느껴지지만 참을 수 있는 정도가 알맞다. 내가 누를 수 있는 힘을 100이라고 한다면 40~60 정도의 강도가 적당하다. 이때 저리거나 찌릿한 감각이 있다면 강도를 더 줄여야 한다.

내 몸은 통증 버튼을 누르는 최고의 마사지 도구

근육을 이완하는 데 가장 효과적인 도구는 다름 아닌 내 손이다. 가장 손쉬우면서 다양한 방법으로 힘을 전달할 수 있기 때문이다. 손 모양에 따라 엄지손가락으로 누르기, 두 손가락으로 누르기, 네 손가락으로 누르기, 엄지와 검지로 꼬집듯 누르기, 양손의 네 손가락 겹쳐서 누르기, 손으로 갈고리 모양 만들어 누르기 등이 있다. 그 밖에도 아래팔의 뼈인 척골, 무릎 등 최고의 마사지 도구가 이미 우리 몸에 장착되어 있다.

그렇다면 손이 닿지 않는 부위는 어떻게 눌러야 할까? 등, 허벅지 뒤쪽처럼 손이 닿지 않는 곳은 마사지볼과 폼롤러를 이용해 압박하면 통증 버튼을 손쉽게 자극할 수 있다.

엄지손가락으로 누르기

엄지손가락은 중간 사이즈의 근육을 푸는 데 효과적이다. 손톱 끝이 아닌 손가락 첫째 마디의 지문으로 부드럽게 눌러야 한다. 손톱이 하얗게 되는 정도가 알맞다. 이때 손목이 꺾이지 않도록 손에 너무 많은 힘을 주지 않는다.

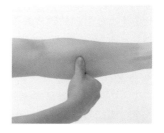

두 손가락으로 누르기

두 손가락은 근육을 압박하면서 긁어낼 수 있는 훌륭한 도구다.

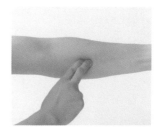

네 손가락으로 누르기

허벅지 근육, 등 광배근처럼 넓은 근육을 수직으로 누를 수 있다. 두 손가락보다 누르는 범위가 넓고 훨씬 깊게 들어가기 때문에 근육을 이완하는 데 더욱 효과적이다.

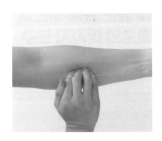

엄지와 검지로 꼬집듯 누르기

길쭉한 근육을 효과적으로 이완할 수 있다.

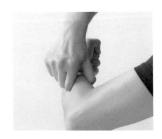

양손의 네 손가락 겹쳐서 누르기

큰 근육이나 몸속 깊이 있는 속근육은 양손의 네 손가락을 겹쳐서 누르면 더욱 세밀하게 이완할 수 있다. 아래쪽에 있는 손이 지지대가 되고, 위쪽의 손으로는 압력을 줄 수 있어 여러 개의 근육이 겹쳐 있는 부위에 사용하기 적당하다.

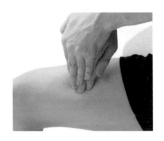

갈고리 손으로 누르기

손으로 물을 받을 때의 모양인 갈고리 손은 손이나 손가락의 피로를 줄이면서 근육을 누르기에 알맞다.

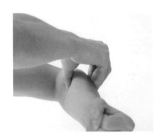

팔뚝뼈로 누르기

아래팔을 만졌을 때 뼈만 만져지는 부위가 척골
인데, 넓은 부위를 효과적으로 압박하기에 좋다.
딱딱한 폼롤러가 몸에 내장되어 있는 셈이다.

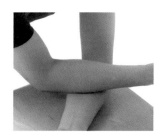

무릎으로 누르기

무릎은 단단한 구조로 깊은 근육을 압박하기에
아주 편리하다. 하지만 상대적으로 감각이 둔하
고 날카롭기 때문에 조직에 손상을 주지 않도록
매우 조심해서 사용해야 한다.

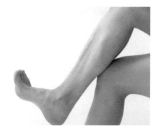

마사지볼로 누르기

등이나 허벅지 뒤쪽 부위는 마사지볼을 이용해
이완한다. 꼭 바닥에 누울 필요는 없다. 벽을 이용
해 마사지볼을 등에 고정시키거나 의자에 앉아
허벅지 아래에 마사지볼을 위치시킨 후 자기 체
중으로 지그시 눌러주면 효과가 매우 뛰어나다.

폼롤러로 누르기

손이 닿지 않는 부위에 탁월한 도구다. 특히 크
고 두꺼운 부위를 폼롤러로 부드럽게 롤링해 주
면 짧은 시간에도 손쉽게 근육을 풀 수 있다.

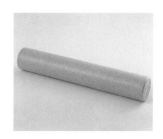

8초 통증 버튼 요법의
5가지 효과

쉽고 간단해
혼자서도 할 수 있다

8초 통증 버튼 요법은 준비물이 필요 없다. 방법이 어려워 지속적으로 연습하거나 익혀야 하는 것도 아니다. 오로지 두 손만 있으면 된다. 자신의 통증 부위를 정확히 파악해 8초 동안 누르기만 하면 끝이다. 처음 하는 사람도 사진만 보면 금세 따라 할 수 있을 정도로 쉽고 간단하다. 게다가 누르는 강도를 스스로 조절할 수 있기 때문에 안전하다. 근육을 이완할 때 너무 약하면 충분히 풀 수 없고, 너무 강하면 오히려 근육이 경직된다. 하지만 내 몸을 내 손으로 누르기 때문에 최적의 강도를 찾아낼 수 있다.

짧은 시간 안에 확실하게 통증이 개선된다

통증을 짧은 시간 안에 제어하지 못하면 지속적으로 나를 괴롭힌다. 이는 만성 통증으로 가는 길이다. 특히 통증의 원인을 제대로 파악하지 못한 채 임시방편으로 약을 먹거나 마사지를 받으면 통증은 반드시 다시 찾아온다. 통증을 확실하게 개선하려면 8초 통증 버튼 요법이 필요하다. 정확한 통증 버튼을 찾아 8초만 압력을 가하면 근육이 부드럽게 이완되면서 즉각적인 호전 반응이 나타난다. 30초 혹은 1분 동안 누를 필요가 없다. 강하게 누르거나 두드리지 않아도 된다. 통증의 원인이 되는 지점을 찾아 개선하는 방법이므로 짧은 시간 안에 근육이 효율적으로 이완되고 통증이 사라지는 경험을 할 수 있다.

장소와 시간에
구애받지 않는다

통증은 시간과 장소를 가리지 않고 불쑥 나타난다. 잠을 자고 일어날 때, 혹은 회사에서 야근할 때나 가만히 앉아서 책을 볼 때도 아픔을 느낄 수 있다. 언제 어디서든 통증이 나타날 때 바로 제어할 수 있는 방법이 필요하다. 그래서 8초 통증 버튼 요법이 제격이다. 이 책에서 소개하는 방법은 서서 해도 되고, 앉아서 해도 된다. 8초 동안 긴장을 풀고 내 몸에 집중해 누르기만 하면 되기 때문에 자세에 크게 영향을 받지 않는다. 손이 닿지 않는 등도 벽과 마사지볼만 있으면 충분히 가능하다.

스스로 신체 인식이 증가하면서
신체 밸런스를 찾을 수 있다

8초 통증 버튼 요법은 근육의 길이와 장력을 감지하는 센서를 자극하는 동시에 근육을 이완하고 근육의 기능을 회복하며 활성화하는 방법이기 때문에 신체 각 부위에 대한 감각을 깨울 수 있다. 전문 용어로 '신체 도식'이라고 하는데 우리 몸이 어떤 상태이고, 어떻게 움직일 수 있는지 등의 고유수용성 감각을 더 강화할 수 있다. 신체 밸런스를 찾을 수 있으며, 신체 각 부위의 감각이 되살아나면서 컨디션도 빨리 회복된다.

스트레스가 해소되고 피로가 풀린다

근육이 딱딱해지면 주변 근육과 조직이 스트레스를 받는다. 그러면 긴장도가 높아져 부신에서 스트레스 호르몬인 코르티솔이 분비되는데, 이로 인해 신진대사가 떨어지고 피로도가 증가한다. 이때 뭉친 근육을 풀어주면 코르티솔 분비량이 줄어든다. 즉 근육을 누르는 것만으로도 만병의 원인인 스트레스가 자연스레 해소되는 셈이다. 또 근육이 이완되어 부드러워지면 혈액순환이 원활해지면서 몸에 쌓여 있던 피로물질이 빠져나가 피로가 쉽게 풀리고 몸에 활력이 생긴다.

PART 3

단 8초,
기적의 통증 버튼
누르기

증상 맞춤별 통증 버튼 누르기 실전 테크닉

PUSH

등이

―――――――――――

뻐근하고

―――――――――――

머리가

―――――――――――

아플 때

―――――――――――

약을 먹어도 듣지 않는 두통의 원인
목빗근

병원에서 아무리 검사해도 두통의 원인을 밝혀내지 못할 때 대개 스트레스를 원인으로 지목한다. 스트레스를 조절하라고 하지만 대부분의 사람은 어떻게 조절해야 하는지 그 방법조차 알지 못한다. 그런데 이를 해결할 수 있는 손쉬운 방법이 있다. 바로 마사지다. 스트레스를 받았을 때 뭉친 근육을 풀어주면 두통을 멎게 할 수도 있다.

스트레스를 받으면 목과 어깨의 근육이 긴장한다. 이때 목에 있는 근육 중 직접적으로 통증을 유발하기보다 통증을 유발하는 근육을 심하게 잡아당기는 근육이 있다. 바로 흉쇄유돌근이라고도 부르는 '목빗근'이다. 가슴부터 시작해 목을 비스듬히 가로질러 귀 뒤까지 올라오는 근육으로, 목을 끄덕하고 구부리는 역할을 하며 턱을 앞으로 당기는 작용도 한다. 그런데 스트레스를 받게 되면 목빗근이 과도하게 긴장해 목을 앞쪽으로 잡아당기고 이로 인해 턱이 들려 뒷목 근육이 아주 뻣뻣해진다. 이런 상태에서 단순히 뒷목의 근육만 이완하면 어떻게 될까? 목빗근이 뒷목의 근육을 더욱 강하게 당겨 두통이 더 심해질 수 있다.

잠을 잘못 자서 목이 안 돌아간다면?
사각근

자고 일어났는데 갑자기 목이 안 돌아갈 때 우리는 '담이 결렸다'라고 말한다. 담 결림이 오면 대개 목이 찌뿌드드하고 뻣뻣해진 것을 느낀다. 심한 경우 목을 옆으로 돌리기 어려울 정도로 통증이 나타난다.

한쪽으로 목을 꺾고 자는 경우 담이 결리기 쉬운데, 원인은 목 앞쪽에 있는 사각근이다. 목이 한쪽으로 꺾인 자세로 잠을 자면 꺾인 쪽 근육은 너무 짧은 상태로, 반대쪽 근육은 너무 늘어난 채로 장시간 유지하게 된다. 그러면 근육은 그 상태가 원래 내 근육의 길이라고 생각한다. 그러다 아침에 일어나서 목을 제 위치로 가져오는 순간 '딱' 하고 강한 수축이 발생하면서 목에 담이 결린다.

사각근은 목 깊숙한 곳에 자리하고 있어 평소에는 찾기 어렵지만, 담이 결리면 통증이 있는 부위를 정확히 짚을 수 있다. 목빗근의 뒷부분과 상부 승모근 사이에 손가락을 가볍게 대고 목을 대각선으로 움직이면 근육이 늘어나는 것을 느낄 수 있다. 담이 결리면 일주일 넘게 고생하는 경우가 많기 때문에 반드시 통증이 나타나는 즉시 사각근을 풀어주는 것이 중요하다.

시력 저하를 일으키는 의외의 요인
후두하근

장시간 컴퓨터 모니터나 스마트폰을 보다 보면 눈이 뻑뻑해지면서 시야가 뿌옇게 변하는 걸 경험해 본 적이 있을 것이다. 눈을 너무 많이 써서 그런가 싶겠지만, 사실은 목 뒤쪽 근육인 후두하근이 긴장하면서 뇌의 혈액순환을 방해해 나타나는 증상이다.

후두하근은 우리 몸에서 뇌와 가장 가까이 위치한 근육이다. 뒤통수뼈 아래에 오목하게 들어가는 공간이 있는데, 그 부위에 후두하근이 자리하고 있다. 앞서 목빗근이 뒷목에 있는 근육을 잡아당겨 두통을 일으킬 수 있다고 이야기했는데, 그때 잡아당겨지는 뒷목 근육이 바로 후두하근이다.

눈이 피로하다는데 왜 근육 이야기를 하는 걸까? 후두하근이 시력과 밀접한 연관이 있기 때문이다. 후두하근은 대후두직근, 소후두직근, 상두사근, 하두사근으로 구성되어 있다. 이 네 근육이 뒤통수뼈 아래의 후두하삼각이라는 공간을 만드는데, 그 사이로 후두하신경과 추골동맥이 지나간다. 후두하근이 긴장하면 후두하삼각 부위가 좁아지면서 추골동맥이 압박된다. 그러면 소뇌와 대뇌 후두엽의 혈액순환이 원활하지 못해 두통, 구역감 그리고 눈의 압통을 동반한 시력 저하가 생길 수 있다.

뒷목이 너무 뻐근하다면
견갑거근

하루 종일 앉아서 공부를 하거나 일하다 보면 뒷목이 뻐근해진다. 목을 양옆으로 움직이고 어깨를 돌려봐도 여전히 어깨와 뒷목이 뻐근하고 불편하다면 견갑거근을 풀어야 한다. 견갑거근은 목뼈에서 어깨뼈 안쪽으로 이어지는 근육으로 우리가 흔히 '날개뼈, 어깨뼈'라고 부르는 견갑골을 들어 올리는 역할을 한다. 목과 어깨의 경계 부위에 반대쪽 손가락을 대고 으쓱했을 때 만져지는 볼록하게 수축한 근육이다.

이쯤에서 갑자기 의아해질 것이다. 앉아만 있는데 왜 견갑거근이 뭉치는 걸까? 견갑거근은 견갑골을 들어 올리는 근육이지만, 사실 머리의 무게를 견디는 자세유지근으로 더 많이 쓰인다. 견갑골과 목뼈 부위에 붙어 있어 머리의 무게를 지지하고, 머리가 앞쪽으로 과도하게 이동하는 것을 제한하는 역할을 한다. 따라서 머리가 앞으로 이동할수록 목을 더 세게 붙잡아야 하는 견갑거근은 긴장 상태를 유지하기 때문에 경직될 수밖에 없다.

조금 더 쉽게 설명하기 위해 낚시로 예를 들어보겠다. 물고기의 무게가 많이 나가거나 혹은 멀리 도망가려 할 때 낚시꾼은 힘을 쓰며 버틴다. 그 상황에서 스트레스는 낚싯대가 고스란히 받는다. 자

72

이제 낚싯대를 목뼈, 낚시꾼은 견갑거근, 물고기를 머리라고 생각해보자. 우리가 앉아서 업무를 보거나 공부를 하다 보면 머리가 앞으로 이동하게 되는데, 이때 목이 앞으로 함께 이동하는 것을 견갑거근이 붙잡고 있다. 하지만 자세가 지속되면서 목이 앞으로 더 숙여지게 되면 견갑거근이 받는 고통은 더 심해진다. 이런 긴장 상태를 장시간 반복적으로 유지하다 보면 결국 견갑거근은 딱딱하게 변하면서 경직된다.

등이 굽었단 말을 자주 듣는다면?
소흉근

자신의 등이 둥글게 굽었다면 꼭 풀어야 하는 근육이 바로 소흉근이다. '국민 자세병'이라 할 정도로 많은 이들이 갖고 있는 굽은 등은 외관상 문제일 뿐 아니라 등 근육을 약하게 만들어 거북목증후군과 척추질환을 유발한다. 목과 어깨에 통증이 생기는 건 말할 것도 없다.

그렇다면 등은 왜 둥글게 앞으로 굽을까? 결론부터 말하면 가슴 앞쪽의 근육, 즉 대흉근 아래에 깊숙이 있는 삼각형 모양의 소흉근이 짧아지기 때문이다. 소흉근이 수축해 짧아지면 등을 굽게 할 뿐 아니라 어깨까지 말려 팔을 뒤쪽으로 보내기 어려워진다. 팔을 뒤로 보내려면 팔이 안쪽으로 회전하고 견갑골이 앞쪽으로 기울어져야 한다. 하지만 이미 말린 어깨는 더 이상 안쪽으로 회전시킬 수도, 견갑골을 앞쪽으로 기울일 수도 없다. 게다가 소흉근이 단축되면 등쪽에 있는 능형근이 계속 늘어나 등과 어깨가 점점 더 말린다.

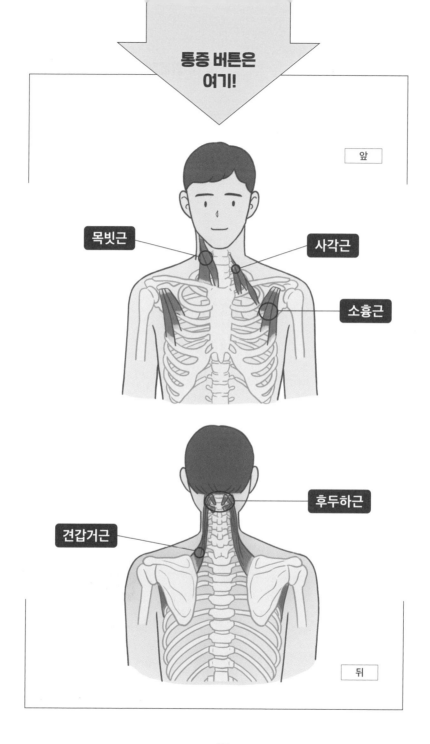

75

두통이 괴롭힐 때
목빗근

옆

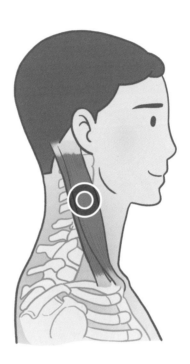

근육 찾기

귀밑에서 흉골과 쇄골 쪽으로 비스듬히 만져지는 근육이다.
고개를 한쪽으로 돌린 후 살짝 숙이면 쉽게 목빗근을 찾을
수 있다.

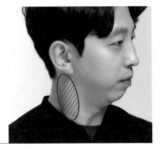

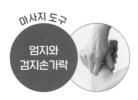

마사지 도구

엄지와
검지손가락

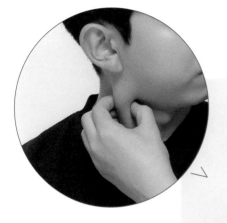

주의사항

목빗근 근처에는 팔과 뇌로 가는
신경과 혈관이 많다. 따라서 강
하게 압박하면 경동맥과 신경에
손상을 줄 수 있으므로 부드럽게
눌러줘야 한다. 저리거나 어지러
우면 바로 중단한다.

1 고개를 왼쪽으로 돌린 후 앞으로 살짝 숙인다.

2 오른쪽 목에서 비스듬하게 볼록 튀어나온 목빗근 위쪽을 엄지와 검지로 꼬집듯 잡고 8초간 유
지한다.

3 3cm 정도 내려와 같은 방법으로 눌러준다.
   tip 약한 강도로 천천히 눌러야 한다. 목빗근 위아래로 위치를 이동하며 풀어주면 더 좋다.

4 고개를 오른쪽으로 돌린 후 같은 방법으로 실시한다.

목에 담 결렸을 때
사각근

옆

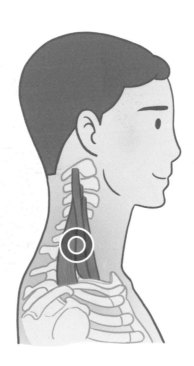

근육 찾기

목 양옆의 오목한 공간 안쪽에 깊숙이 위치한 근육이다. 오른쪽 사각근을 찾으려면 고개를 왼쪽으로 돌린 후 오른손을 옆 통수에 대고 오른손과 머리를 서로 밀어 저항을 주면 된다.

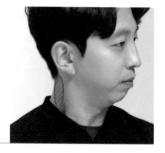

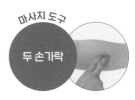

마사지 도구

두 손가락

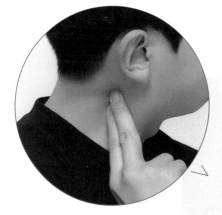

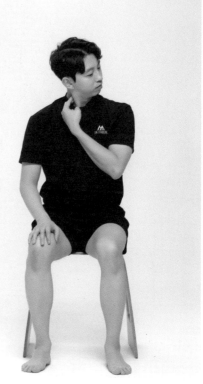

사각근은 매우 예민한 근육이고, 목빗근과 마찬가지로 팔과 뇌로 가는 신경들이 지나가기 때문에 강하게 압박하거나 문지르면 신경이 손상될 수 있다. 최대한 부드럽고 약하게 눌러준다.

1 고개를 왼쪽으로 돌린 후 검지와 중지 두 손가락으로 오른쪽 목빗근 뒤쪽의 사각근을 부드럽게 8초간 누른다.

2 3cm 정도 아래쪽으로 내려와 8초간 누른다.

3 고개를 오른쪽으로 돌린 후 같은 방법으로 누른다.

눈이 피로할 때
후두하근

뒤

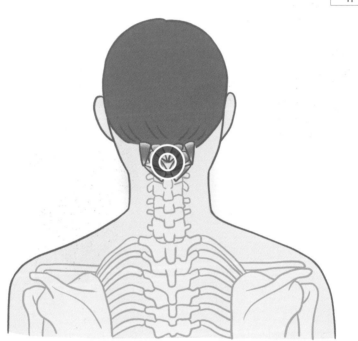

근육 찾기

우리 뇌를 감싸고 있는 두개골 중 상부 경추(후두골과 첫 번째, 두 번째 경추)를 연결하는 아주 작은 근육이다. 뒤통수뼈 아래 움푹 들어간 부위에 위치해 있다. 깍지 낀 양손을 뒤통수에 갖다 댔을 때 양손의 엄지가 위치하는 곳이 바로 후두하근이다.

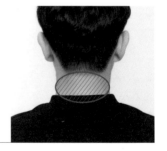

마사지 도구

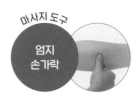

엄지
손가락

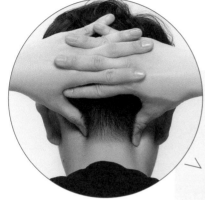

주의사항

근육을 누르는 동안 눈을 뜨지 않
는다. 후두하근은 시력과 관련이
있기 때문에 눈을 감고 풀어야 더
효과적으로 이완할 수 있다. 또한
턱이 들리지 않도록 신경 쓴다.
턱이 들리면 후두하근이 더 안쪽
으로 깊이 들어가기 때문에 더 강
하게 눌러야 자극을 줄 수 있다.
하지만 너무 강하게 누르면 주변
신경과 혈관까지 압박할 수 있으
므로 조심해야 한다.

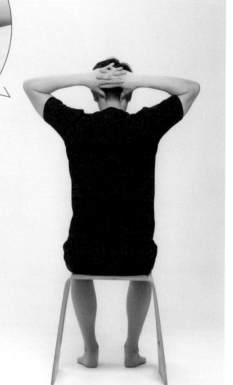

1 양손을 깍지 낀 상태로 뒤통수를 가볍게 감싼다.

2 뒤통수뼈 아래 움푹 들어간 부위를 양손의 엄지손가락으로 8초간 힘을 주어 누른다.
  tip 이때 강도는 너무 약하거나 너무 강하면 안 된다. 바닥에 엄지손가락 도장을 찍듯 엄지를 눌렀
  을 때 손톱이 하얗게 변하는 정도가 알맞다.

뒷목이 뻐근할 때

견갑거근

뒤

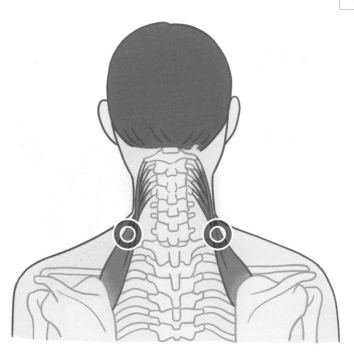

근육 찾기

견갑거근은 목뼈 윗부분에서 어깨뼈로 이어진 근육이다. 어깨
위에 오목하게 만져지는 부위에 반대쪽 손끝을 대고 으쓱하며
어깨를 올리면 수축하는 견갑거근을 만질 수 있다.

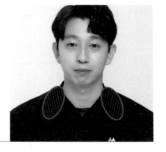

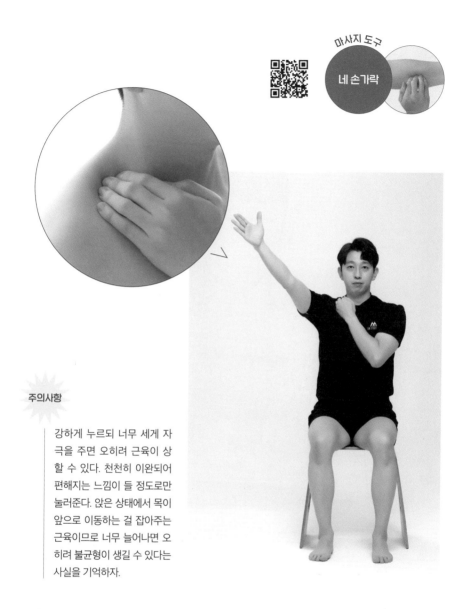

주의사항

강하게 누르되 너무 세게 자극을 주면 오히려 근육이 상할 수 있다. 천천히 이완되어 편해지는 느낌이 들 정도로만 눌러준다. 앉은 상태에서 목이 앞으로 이동하는 걸 잡아주는 근육이므로 너무 늘어나면 오히려 불균형이 생길 수 있다는 사실을 기억하자.

1 오른팔을 45도 사선 방향으로 쭉 뻗은 후 어깨를 으쓱하듯 올린다.
2 볼록하게 올라온 오른쪽 견갑거근을 왼손 네 손가락으로 8초간 강하게 누른다.
3 반대쪽 견갑거근도 같은 방법으로 누른다.

굽은 등을 펼 때
소흉근

앞

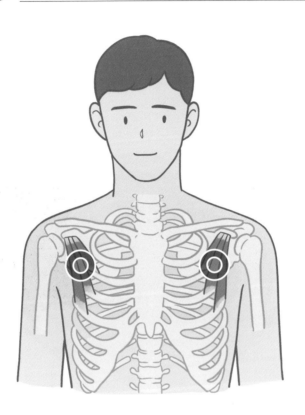

근육 찾기

소흉근은 가슴 앞쪽의 큰 근육인 대흉근 아래 깊숙이 있기 때문에 찾기가 쉽지 않다. 겨드랑이 안쪽에서 갈비뼈를 만진 다는 느낌으로 손가락을 깊숙이 넣으면 소흉근을 만질 수 있다. 어깨 쪽 쇄골 아래의 두툼한 근육을 안쪽까지 깊게 눌렀을 때도 갈비뼈 위에 붙어 있는 소흉근을 만질 수 있다.

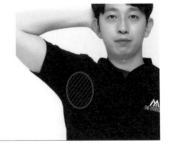

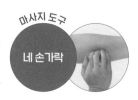

마사지 도구

네 손가락

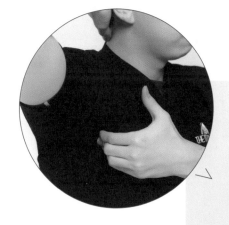

주의사항

소흉근은 내측 갈비뼈에 깊숙이 붙어 있고 잘 쓰지 않는 근육이 기 때문에 강하게 자극하면 쉽게 손상된다. 최대한 힘을 빼고 지 그시 부드럽게 눌러야 한다.

1 오른손을 펴서 머리 뒤에 갖다 댄다.

tip 접힌 오른쪽 팔꿈치가 몸 안쪽으로 들어오지 않게 어깨선과 일자가 되도록 벌려준다.

2 왼손 네 손가락을 오른쪽 겨드랑이 안쪽으로 깊게 넣은 후 갈비뼈 위의 소흉근을 고정한다는 느낌으로 8초간 지그시 누른다.

3 반대쪽 소흉근도 같은 방법으로 누른다.

PUSH

목이

뻣뻣하고

팔이

아플 때

돌덩이처럼 뭉친 어깨를 갖고 있다면
상부 승모근

우리 몸의 중심은 어디일까? 배꼽 아래 골반 안쪽이다. 하지만 그건 서 있을 때의 이야기다. 앉은 상태에서의 중심은 목이다. 목이 한쪽으로 치우치지 않도록 목의 앞뒤 양옆 근육들이 서로 균형 있게 잡고 있다. 이때 목의 무게를 가장 많이 견디는 근육은 어디일까? 머리가 앞으로 쏠리는 것을 막기 위해 뒷목 근육, 그중에서 상부 승모근이 필요 이상의 엄청난 힘으로 버티려고 애쓴다. 이런 상태에서 구부정한 자세를 지속하면 상부 승모근이 긴장한 채 경직되어 단단하게 뭉치고 결국 통증으로 이어진다.

승모근은 모르는 사람이 없을 정도로 잘 알려진 근육이지만, 오해를 많이 받는 근육이기도 하다. "운동했더니 승모근이 올라왔다", "어깨 운동도 안 했는데 승모근이 너무 발달해서 없애고 싶다"라고 얘기하는 환자들이 있다. 실제 승모근을 많이 사용해서 발달한 경우도 있지만, 대부분은 목의 무게를 지탱하느라 근육이 늘어나면서 경직된 경우가 많다.

상부 승모근이 딱딱하게 굳는 과정을 자세히 살펴보면 다음과 같다. 목을 앞으로 숙이는 자세를 오래 유지하면 목 앞쪽 근육이 단축되면서 뒷목을 잡아당긴다. 그러면 목 뒤쪽 근육은 당겨지면서 늘어나는데, 우리 몸은 한쪽으로 쏠리지 않으려 하기 때문에 저항을 한다. 이런 이유로 뒷목이 딱딱해지는 것이다. 이렇게 목 앞쪽 근육과 뒤쪽 근육이 불균형해지면 목이 점점 더 앞쪽으로 이동해 거북목으로 발전할 수 있다. 나아가 어깨가 점점 들리면서 새우처럼 등이 굽는다. 이 상태가 되면 상부 승모근은 부채꼴 모양으로 아주 크게 보인다. 마치 헐크의 어깨 라인처럼 말이다.

혼히 사람들은 '어깻죽지'라고 부르는 어깨 위쪽 근육만 승모근이라고 생각하는데, 실제 승모근은 목 뒤부터 양쪽 어깨 그리고 흉추 끝부분까지 마름모 형태로 넓게 분포되어 있다. 그중 상부 승모근은 목 뒤쪽과 어깨 뒤쪽에 위치해 있다. 굉장히 넓게 분포된 만큼 승모근은 여러 가지 문제를 유발할 수 있다. 구부정한 자세를 취하거나 오랜 시간 앉아서 일하다 보면 견갑거근과 더불어 상부 승모근이 매우 긴장한다. 그러면 목 뒤에 무언가를 얹고 있는 것처럼 통증을 느끼게 되며, 어깨와 등 통증은 물론 두통까지 발생시킨다. 상부 승모근이 단단하게 뭉쳤다면 반드시 승모근뿐만 아니라 목과 등 근육까지 함께 풀어주어야 한다.

특별히 어깨를 많이 사용하지 않았는데 통증이 나타났다
극하근

어깨는 본래 운동성이 많은 관절이다. 하지만 장시간 앉아서 생활하다 보면 어깨를 고정한 상태로 거의 사용하지 않는다. 대신 마우스를 움직이거나 스마트폰을 터치하는 등 손등을 내 시야에 두고 사용하는 빈도가 굉장히 높은데, 이는 어깨를 내회전하게 만든다.

어깨는 내회전과 외회전이 가능한 관절인데, 상대적으로 내회전된 채 많이 사용하면 어떻게 될까? 외회전 근육이 늘어난다. 이 경우 때에 따라 다른데 외회전 근육이 힘을 잃어 약해져 있을 수도 있고, 반대로 무리하며 강하게 버티고 있을 수도 있다. 이런 상태가 되면 외회전 근육은 스스로 어깨의 움직임 패턴을 바꾼다. 이 과정은 실제로는 내가 움직일 수 있는 범위임에도 불구하고 외회전 근육에 스트레스로 작용하고 결국 스트레스는 통증으로 바뀐다.

여기서 외회전 근육이 낯설게 느껴질 수 있는데, 혹 '회전근개'라는 말을 들어본 적이 있는가? 어깨관절의 안정성을 유지하는 근육으로, 3개의 외회전 근육(극상근, 극하근, 소원근)과 1개의 내회전 근육(견갑하근)으로 이루어져 있다. 그중 외회전 시 가장 큰 힘을 내는 것이 극하근이다. 내회전 시 가장 강하게 버텨내는 근육이기도 하다.

극하근은 견갑골에서 시작해 상완골(위팔뼈)로 이어지는 근육으로, 스트레스에 취약하다. 하지만 고맙게도 웬만해서는 아픈 척을 하지 않는 근육이다. 극하근이 스트레스를 받으면 어깨가 항상 무겁고 팔을 들 때 불편함을 느끼게 된다. 평소 어깨를 많이 쓰지 않아도 어깨 통증이 나타난다면 극하근에 이상이 생겼다는 신호다.

팔을 들어 올리기 힘들다면 쇄골하근

팔을 들어 올리는 과정은 생각보다 복잡하고 많은 관절이 관여한다. 그중 우리 몸에서 가장 운동 범위가 큰 어깨관절이 주로 관여하는데, 이는 총 4개의 관절로 이루어져 있다. 위팔뼈와 어깨뼈가 이루는 관절, 쇄골과 어깨뼈가 이루는 관절, 흉골과 쇄골이 이루는 관절 그리고 갈비뼈와 견갑골이 이루는 관절이다. 이 관절들에서 각각 해당된 움직임이 나와야 팔을 완전히 들어 올릴 수 있다. 그리고 어깨관절과 함께 팔을 들어 올리는 데 중요한 역할을 하는 근육이 있다. 바로 쇄골하근이다. 앞톱니근(어깨뼈를 고정하는 근육)과 함께 어깨관절 전체를 안정시키는 역할을 하는데, 쇄골하근이 단축될 경우 어깨에 문제가 생긴다.

오랜 시간 구부정한 자세로 앉아 근무하거나 팔을 몸 앞에서 많이 사용할 경우, 코어 기능이 떨어져 흉곽의 무게를 충분히 이기지 못할 경우 가슴 근육들이 단축된다. 그중에서 특히 첫 번째 갈비뼈에서 쇄골 아래쪽으로 깊게 붙어 있는 쇄골하근이 단축되면 쇄골을 앞과 아래쪽으로 끌어당긴다. 이로 인해 굽은 어깨, 어깨충돌증후군 등이 유발된다. 그뿐만 아니라 팔을 들어 올리는 데 저항이 커져 더 많은 힘을 써야 하기 때문에 통증이 나타난다.

높은 곳에 있는 물건을 못 잡는다면
견갑하근

선반 위에 있는 물건을 꺼내려고 팔을 드는 순간 어깨에서 뻐근한 통증이 전해진다면 견갑하근을 풀어야 한다. 어깨 통증이 발생하면 대부분의 사람은 가장 먼저 오십견을 의심한다. 오십견의 정확한 병명은 '유착성 관절낭염'으로 어깨 관절낭에 유착성 염증이 지속적으로 발생하면서 생긴다. 오십견의 원인은 다양한데, 어깨에 외상을 입거나 잘못된 구조에서 자주 사용해 근육이 손상을 입으면서 생기는 경우가 많다. 어깨충돌증후군이 오십견으로 진행되기도 한다.

어깨 통증이 나타난다고 무조건 오십견은 아니다. 하지만 뻐근한 통증이 지속되는데도 계속 무리하게 사용한다면 오십견으로 발전할 수 있다.

높은 곳에 있는 물건을 꺼내기 위해 팔을 들어 올린다고 생각해 보자. 어깨 근육은 잘 잡아당겨야 하고, 팔 안쪽 근육은 유연하게 늘어나야 팔을 부드럽게 움직일 수 있다. 그런데 팔 안쪽 근육이 강하게 잡아당기거나 단축되어 있다면 어떻게 될까? 팔을 올릴 때 저항이 세지면서 어깨를 들어 올리는 데 더 강한 힘을 필요로 해 근육에 손상을 입히거나 통증을 발생시킨다.

이때 팔을 못 들어 올리게 하는 팔 안쪽 근육이 바로 견갑하근이다. 우리가 흔히 '날갯죽지'라고 말하는 부위에서 만져지는 근육으로, 어깨뼈 안쪽에서 팔을 안쪽으로 당기는 역할을 한다. 팔을 위로 올릴 때 어깨에 통증이 느껴진다면? 무엇보다 견갑하근을 푸는 것이 큰 도움이 된다.

가슴을 조이는 통증
전거근

추운 겨울, 갑자기 가슴을 조이는 통증을 느껴본 적이 있는가? 심장에 문제가 있는 건 아닌지 혹은 폐에 이상이 생긴 건 아닌지 불안한 마음에 심전도, 폐 CT 등 검사를 받는 이들이 적지 않다. 여러 검사를 해도 별다른 문제점이 파악되지 않는다면, 또 의사에게 "근육의 문제일 수 있다"라는 말을 들었다면 전거근에 문제가 생겼을 가능성이 높다.

날씨가 춥거나 긴장된 상황에 놓이면 자연스레 몸이 움츠러드는데, 이때 전거근이 과도하게 수축되면 가슴이나 옆구리에 통증이 생길 수 있다. 호흡에도 강력한 영향을 미쳐 숨이 잘 안 쉬어지기도 한다. 평소 운동을 하지 않던 사람이 갑자기 운동을 하면 근경련이 발생할 수 있다. 전거근도 마찬가지다. 견갑골과 팔을 움직일 때 전거근이 전혀 사용되지 않았거나 호흡할 때 보조 근육으로 사용되지 않았을 경우 전거근의 활성도는 매우 떨어진다. 이렇게 비활성화된 상태에서 갑작스럽게 호흡량이 증가하거나, 기침과 구토가 발생하거나, 혹은 너무 긴장된 상황에 놓이면 전거근에 무리가 오면서 통증이 나타난다. 이럴 경우 갑작스럽게 수축된 전거근을 부드럽게 눌러 풀어주면 통증을 가라앉힐 수 있다. 전거근은 어깨뼈 바깥쪽에서 시작해 겨드랑이 아래 갈비뼈까지 붙어 있어 생각보다 만지기 쉬운 편이다. 통증이 나타난 부위의 갈비뼈를 수직 방향으로 부드럽게 눌러주면 전거근을 이완할 수 있다.

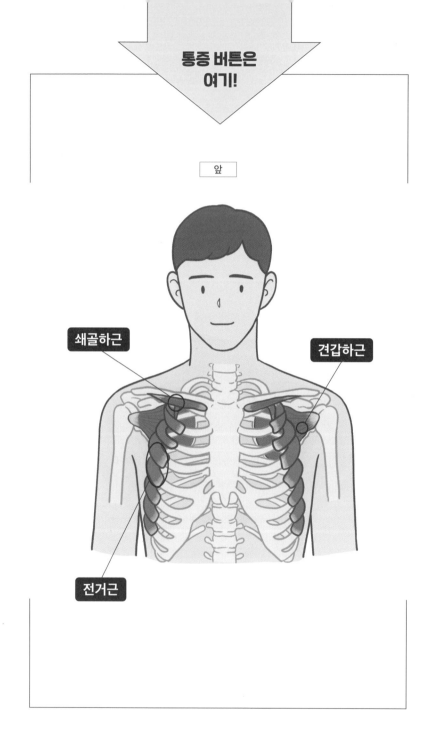

통증 버튼은
여기!

쇄골하근

견갑하근

전거근

94

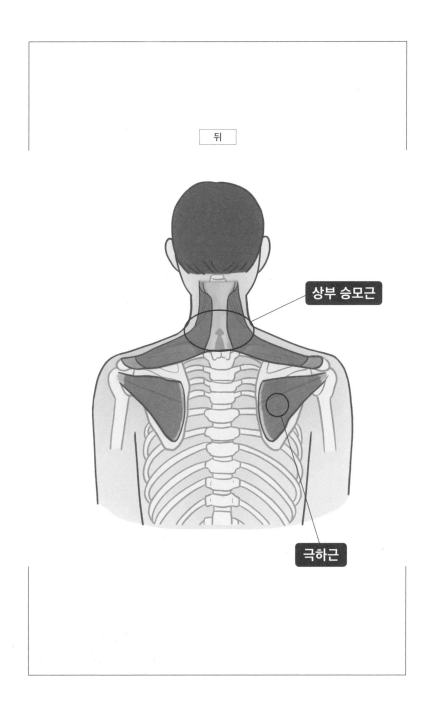

어깨가 자주 뭉칠 때

상부 승모근

뒤

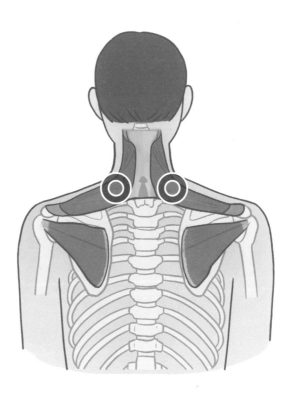

근육 찾기

상부 승모근은 목 뒷덜미와 머리가 만나는 부위에서 시작해 목을 지나 양쪽 어깨에 분포되어 있는 근육이다. 한쪽 어깨의 승모근을 반대쪽 손으로 단단히 잡은 뒤 어깨를 으쓱으쓱 올리면 쉽게 만질 수 있다.

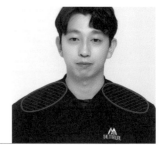

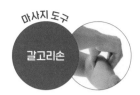

마사지 도구

갈고리손

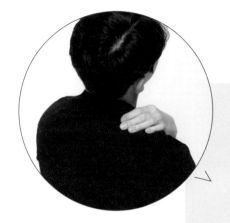

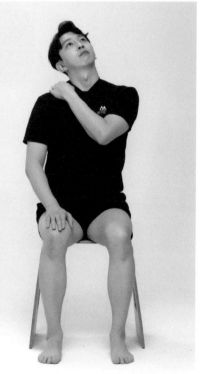

주의사항

머리를 뒤로 넘겼을 때 손에 저림 증상이 나타나면 경추 디스크를 의심할 수 있다. 신경 증상에 주의하며 진행한다. 이완 후 어깨를 10번 으쓱해주면 좋다.

1 왼손을 갈고리 모양으로 만들어 오른쪽 어깨 위에 올린 뒤 단단히 잡는다.

    tip 네 손가락을 붙여 90도로 접으면 갈고리 모양이 만들어진다.

2 턱이 왼쪽 45도 위를 향하도록 머리를 뒤로 넘긴다.

3 그 상태에서 호흡하며 손으로 상부 승모근을 강하게 잡고 8초간 유지한다.

4 반대쪽 상부 승모근도 같은 방법으로 실시한다.

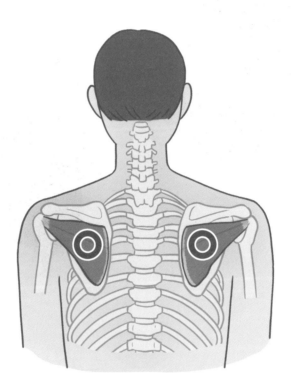

어깨가 무겁고 이유 없이 아플 때

극하근

뒤

근육 찾기

극하근은 견갑골에 붙어 있는 회전근개 중 한 근육으로, 견갑골의 아래쪽에 위치해 있어 손이 잘 닿지 않는다. 하지만 어깨와 붙은 팔 쪽부터 이어져 있기 때문에 충분히 찾을 수 있다. 한쪽 손을 반대쪽 겨드랑이 밑으로 넣어 몸통을 안으면 손가락 닿는 곳과 가까운 지점에 극하근이 있다. 그 상태에서 팔을 천천히 돌리면 꿈틀거리는 근육이 만져지는데, 그게 바로 극하근이다.

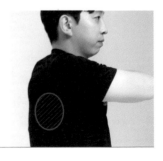

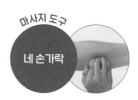

네 손가락

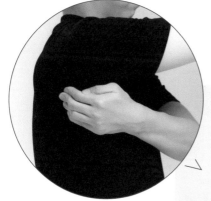

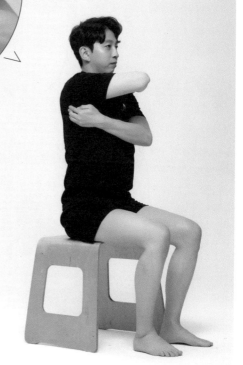

주의사항

네 손가락으로 극하근을 압박한 상태에서 오른쪽 팔꿈치를 위아래로 10회 정도 움직이면 이완하는 데 더욱 효과적이다. 왼쪽 팔꿈치는 움직이지 말고 누르기만 한다.

1 오른손으로 왼쪽 어깨를 가볍게 잡는다. 이때 오른쪽 팔꿈치는 어깨 높이로 든다.

2 왼손을 오른쪽 견갑골에 갖다 댄 후 네 손가락으로 극하근을 8초간 누른다.

3 반대쪽 극하근도 같은 방법으로 누른다.

팔을 들기 힘들 때
쇄골하근

앞

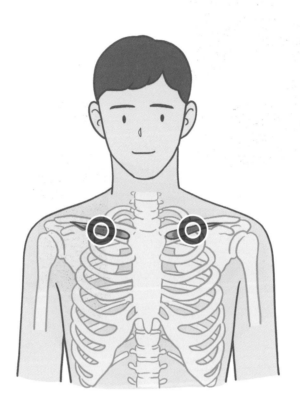

근육 찾기

쇄골하근은 말 그대로 쇄골 아래쪽에 위치해 있다. 쇄골 아래의 바깥쪽에서 첫 번째 갈비뼈까지 깊게 붙어 있는 근육이다. 위쪽에 대흉근이 덮고 있어 직접적으로 만지는 것은 쉽지 않다. 쇄골 안쪽 가운데 부근을 깊게 누르면 만질 수 있다.

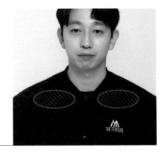

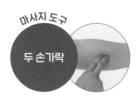

마사지 도구

두 손가락

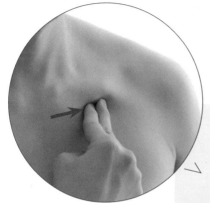

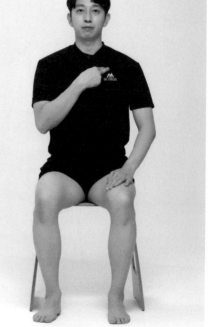

주의사항

쇄골뼈 자체를 누르는 것이 아니
라 쇄골과 갈비뼈 사이의 근육을
매우 부드럽게 풀어야 한다. 통
증이 느껴지지 않도록 누르는 것
이 키포인트다.

1 쇄골과 흉골이 만나는 부위에 검지와 중지 두 손가락을 갖다 댄다.

2 쇄골의 안쪽 2/3 지점까지 조금씩 이동하며 쇄골 아래쪽 부분을 부드럽게 8초간 누른다.

  tip 조금 더 강하게 풀고 싶은 경우 8초간 두 손가락을 위아래로 움직이며 긁어낸다.

3 반대쪽 쇄골하근도 같은 방법으로 누른다.

오십견이 의심될 때

견갑하근

앞

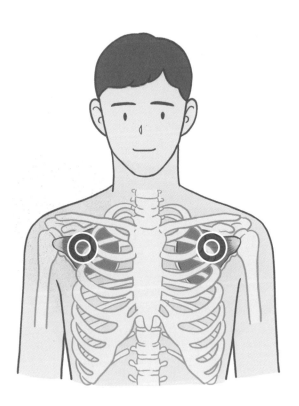

근육 찾기

견갑하근은 어깨뼈와 위팔뼈를 잇는 어깨 근육이다. 손을 머리 뒤에 갖다 댄 후 어깨뼈 밑 오목한 부분을 반대쪽 손으로 만지면 견갑골의 안쪽 면인 견갑하근을 찾을 수 있다.

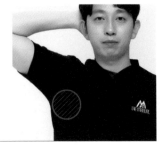

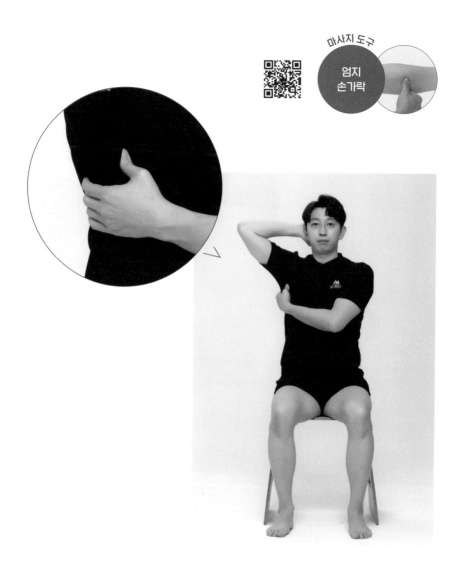

1 오른손을 펴서 머리 뒤에 갖다 댄다.

2 왼손으로 오른쪽 겨드랑이 아랫부분을 살짝 잡은 후 엄지손가락으로 겨드랑이 아래쪽 움푹 들
어간 부위를 8초간 강하게 누른다.

    tip 엄지손가락의 방향은 몸 안쪽이 아니라 등 쪽을 향하게 한다. 네 손가락으로 누르면 광배근을
누르게 되므로 반드시 엄지손가락으로 눌러야 한다.

3 반대쪽 견갑하근도 같은 방법으로 누른다.

103

가슴을 조이는 통증이 느껴질 때
전거근

앞

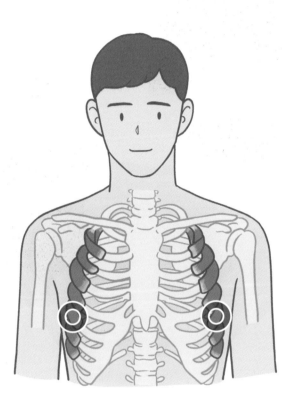

근육 찾기

가슴뼈의 외측 벽을 덮고 있는 톱날 모양의 넓은 근육이다.
갈비뼈를 따라 쓰다듬으면 만질 수 있다.

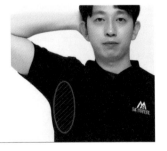

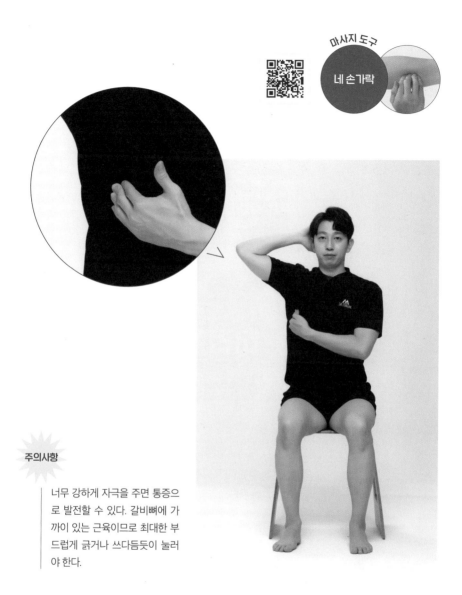

네 손가락

주의사항

너무 강하게 자극을 주면 통증으로 발전할 수 있다. 갈비뼈에 가까이 있는 근육이므로 최대한 부드럽게 긁거나 쓰다듬듯이 눌러야 한다.

1 오른손은 펴서 머리 뒤에 갖다 대고, 왼손 네 손가락은 갈비뼈 아랫부분에 가볍게 위치시킨다.

2 천천히 겨드랑이 쪽으로 올라가면서 네 손가락으로 부드럽게 쓰다듬이 8초간 누른다.

3 반대쪽 전거근도 같은 방법으로 누른다.

PUSH

허리가

아플 때

등이 뻐근한 건 척추질환 때문이 아니었어!
척추 기립근

등이 뻐근한 느낌을 자주 받는다면 척추 기립근의 긴장이 지속되고 있는 상태라는 징조이다. 척추 기립근은 골반에서 시작해 척추를 따라 흉추, 목까지 길게 연결된 근육으로, 몸통을 숙일 때 뒤에서 잡아주는 역할을 한다.

척추 기립근은 생활 습관의 영향을 많이 받는 근육이기도 하다. 학생이나 직장인처럼 앉은 자세로 많은 시간을 보내는 경우 골반은 뒤로 돌아가고 허리가 편평해지면서 등이 굽는다. 우리 몸은 이 자세를 편한 자세로 인식해 계속 취하게 되는데, 실은 척추 기립근이 긴장을 받아 지속적으로 늘어나고 있는 것이다. 이런 상황이 지속되면 상대적으로 허리 부위에 있는 척추 기립근이 약해지면서 허리가 점점 일자가 되는 현상이 나타난다. 커브가 소실된 일자허리는 척추에서 가해지는 부하를 분산시키지 못해 퇴행이 빠르게 진행된다. 이로 인해 척추관협착증 같은 척추 관련 질환에 걸릴 위험이 높아진다.

이유 없이 허리에 통증이 생겼다
요방형근

허리는 안정성이 매우 중요한 구조다. 그런데 오래 앉아 있거나 잘못된 자세로 생활하다 보면 허리와 골반이 불안정해진다. 우리가 흔히 '허리가 약해진다'라고 말하는 상태가 되는 것이다. 이런 상황에서 갑자기 평소보다 더 허리에 무리가 가는 자세나 움직임을 하게 되면 불안정을 잡기 위해 허리의 주변 근육이 힘을 쓰기 시작한다. 이때 가장 긴장하는 근육 중 하나가 바로 요방형근이다. 등 뒤에 위치한 골반과 척추, 갈비뼈를 연결해 주는 근육으로 척추를 중심으로 양쪽에 자리하고 있다.

요방형근은 몸의 균형을 잘 잡고 있는 근육인데 습관처럼 매일 한쪽으로 치우치게 앉거나 다리를 꼬고 앉으면 어떻게 될까? 양쪽 근육의 긴장도에 차이가 생겨 특별히 무언가를 하지 않아도 허리에 통증이 생길 수 있다. 만약 허리에 이유 없이 통증이 생긴다면 요방형근에 문제가 생겼다는 징후이므로 시간이 날 때마다 근육을 풀어주자. 몸 뒤쪽에 있어 어렵지 않을까 싶겠지만 생각 외로 혼자서도 아주 쉽게 근육을 풀 수 있다. 무릎을 세우고 바로 누운 자세에서 허리 뒤쪽의 골반과 갈비뼈 사이에 마사지볼을 위치시킨 후 골반을 돌리면 된다. 마사지볼이 없다면 주먹 쥔 손으로도 충분히 가능하다.

허리 디스크로 인한 통증
장요근

허리가 아프면 가장 먼저 떠올리는 것이 바로 허리 디스크다. 허리 디스크가 생기면 직접적인 허리 통증도 있지만 다리가 저리거나 발목에 힘이 빠지는 등 여러 가지 증상이 동반되기도 한다. 허리 디스크의 원인은 다양한데, 주요인은 허리를 지지하는 힘이 빠지는 것이다. 여기서 말하는 힘은 복압, 즉 복부 내부의 압력으로 '복압을 만드는 힘이 약해졌다'는 의미다.

허리를 지지하는 힘이 빠지면 흉곽의 무게를 버틸 수 없기 때문에 중력을 따라 디스크(추간판)가 아래로 무너진다. 그러면 허리는 중력의 누르는 힘을 어떻게든 줄이려고 골반을 앞쪽으로 돌리게 되는데, 이때 문제가 되는 근육이 바로 장요근이다. 장요근은 허리뼈에서 시작해 골반 앞을 지나 허벅지 대퇴골로 연결되는 두 갈래 근육으로 오래 앉아 있을수록 짧아진다. 짧아진 장요근은 허리뼈를 강제로 앞쪽으로 끌어당겨 허리에 통증을 만들어낸다. 따라서 허리 디스크로 인해 통증이 나타났다면 반드시 장요근을 풀어줘야 한다.

만성 허리 통증의 원인이 다리에 있다?
햄스트링

만성적인 허리 통증을 호소하는 사람들이 굉장히 많다. 단순히 허리 디스크를 의심하는데 의외로 허벅지 뒤쪽에 있는 햄스트링이 통증의 원인일 수 있다. 장시간 앉아서 일하는 사람들이 점차 늘고 있는데, 앉는 자세를 지속하면 햄스트링이 점점 짧아진다. 햄스트링은 골반뼈의 좌골 결절에서 무릎을 지나 경골과 비골까지 이어지는 근육이다. 이 근육이 짧아지면 골반을 뒤로 돌리는 후방경사를 만든다. 골반 후방경사는 골반이 뒤쪽으로 틀어진 상태로, 구부정한 자세를 유발할 뿐 아니라 허리 통증과 뻣뻣함 등을 발생시킨다.

햄스트링으로 인해 골반이 뒤로 돌아가려는 힘은 허리의 긴장을 유발한다. 동시에 허리를 앞으로 돌리는 근육인 장요근에까지 영향을 주게 된다. 이는 다시 요방형근과 척추 기립근의 긴장을 불러일으킨다. 따라서 허리에 가해지는 긴장을 줄이기 위해서는 햄스트링을 풀어주는 게 매우 중요하다.

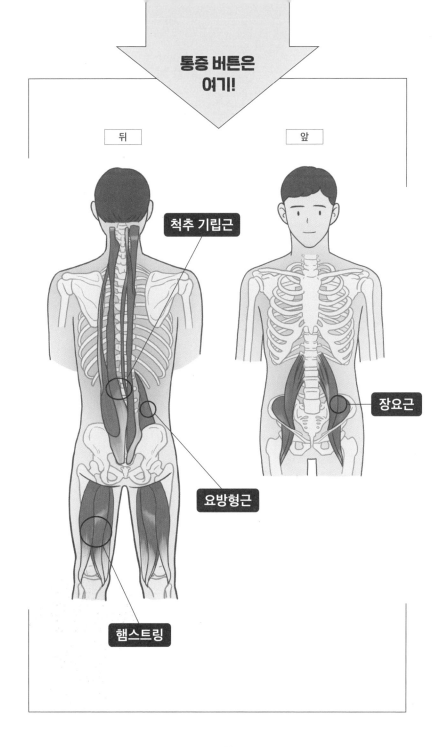

통증 버튼은
여기!

뒤

앞

척추 기립근

장요근

요방형근

햄스트링

등이 쑤시고 뻐근할 때

척추 기립근

뒤

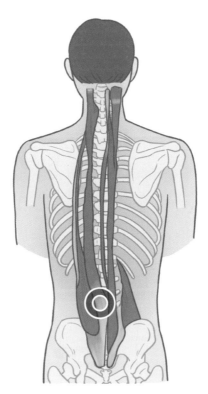

근육 찾기

목뼈에서 골반까지 길게 부착돼 있다. 허리 뒤쪽의 골반에 양 손을 올린 후 천천히 허리 위로 이동하면 척추를 중심으로 척추 기립근을 만질 수 있다.

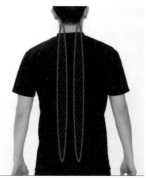

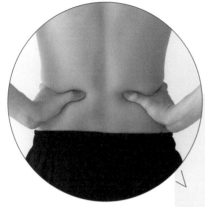

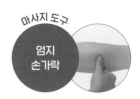
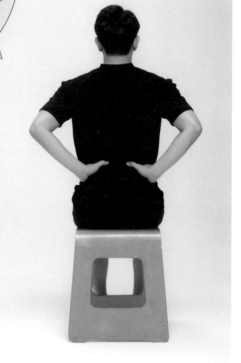

주의사항

8초간 누를 때 골반을 앞뒤로 5회 움직여주면 더욱 좋다. 양손으로 허리를 잡을 때 어깨에 불편함이 느껴진다면 누운 자세에서 마사지볼이나 테니스공을 이용해 이완한다.

1 허리를 세우고 의자에 앉은 뒤 양손으로 허리를 감싼다.
2 척추를 중심에 두고 양쪽 근육을 양손의 엄지손가락으로 8초간 강하게 누른다.
3 손이 닿는 곳까지 엄지손가락을 조금씩 위로 옮기며 8초씩 누른다.

이유 없이 허리가 아플 때

요방형근

앞

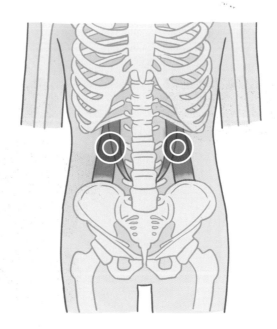

근육 찾기

요방형근은 허리 가까이에 붙어 있다. 등 뒤에서 골반과 척추를 연결해 주는 근육으로, 갈비뼈와 골반 사이에 손을 두고 한쪽 골반을 옆으로 끌어 올리면 볼록하게 수축하는 요방형근을 만질 수 있다.

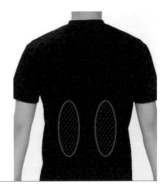

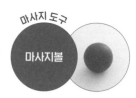
허리에 무리가 가지 않을 정도로
만 눌러주고, 통증이 너무 심할
경우 즉시 중단한다.

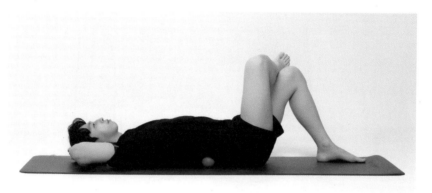

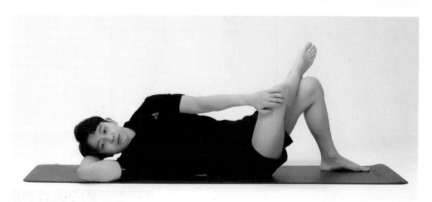

1 등을 대고 누워 양 무릎을 세운 상태에서 오른쪽 발목을 왼쪽 무릎 위에 올려 4자 모양을 만든
다. 오른손은 머리 뒤에 대고 왼손은 자연스럽게 바닥에 내려놓는다.

2 허리 뒤쪽의 골반과 갈비뼈 사이에 마사지볼을 놓는다.

3 왼손으로 오른쪽 무릎을 살짝 잡은 뒤 몸통과 골반을 회전시키면서 마사지볼을 8초간 강하게
누른다.

4 반대쪽 요방형근도 같은 방법으로 누른다.

디스크로 인해 허리가 아플 때
장요근

앞

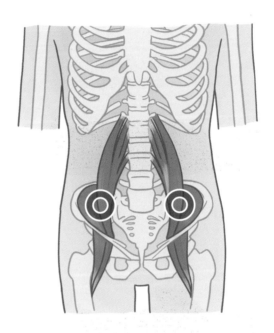

근육 찾기

장요근은 상체와 하체를 연결하는 대단히 중요한 근육이다.
하지만 허리 앞쪽에서 대퇴골로 연결되는 큰 근육으로 깊은
곳에 있어 찾기가 어렵다. 골반 앞쪽에 손을 얹으면 가장 튀
어나온 뼈가 만져지는데 거기서부터 배꼽까지 일직선상과
그 가운데 즈음에 있다.

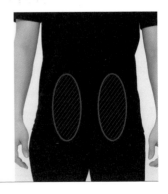

116

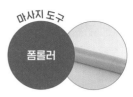

마사지 도구

폼롤러

강도가 너무 세면 상체를 들지 말고 압박하면서 호흡만 해도 이완된다. 동작을 할 때 바닥이 너무 푹신하면 효과가 떨어지므로 바닥이나 매트 위에서 진행한다.

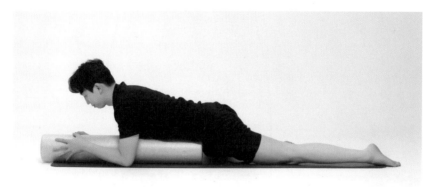

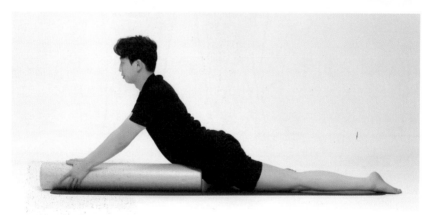

1 폼롤러를 바닥에 세로로 놓은 후 왼쪽 골반의 가장 튀어나온 부분과 배꼽 사이가 폼롤러의 끝에 닿도록 엎드린다.

2 양손으로 폼롤러를 잡고 그대로 바닥을 밀어 상체를 들어 올린다.
   tip 몸을 들어 올리면서 장요근이 시원하게 풀어지는 느낌에 집중한다.

3 8초간 장요근을 압박한 후 반대쪽도 같은 방법으로 실시한다.

허리 통증이 계속될 때

햄스트링

뒤

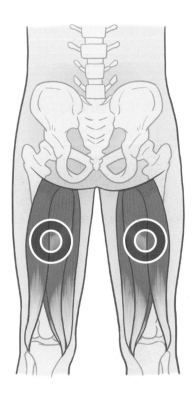

햄스트링은 허벅지 뒤쪽에 있는 근육이다. 앉은 자세에서 양 발목을 교차하고 서로 밀리지 않게 힘을 쓰면 허벅지 뒤에서 수축한 햄스트링을 만질 수 있다.

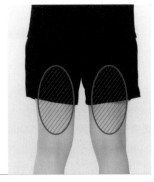

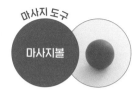

마사지 도구

마사지볼

주의사항

오금(무릎을 구부렸을 때 오목하게 들어가는 무릎 뒷부분)
부위에는 신경과 혈관이 많으므로 오금에서 10cm 위쪽까
지만 눌러야 한다. 마사지볼을 누른 상태에서 무릎 펴기를
10회 정도 하면 누르는 강도를 더 높일 수 있다.

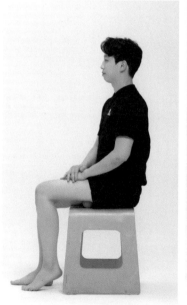 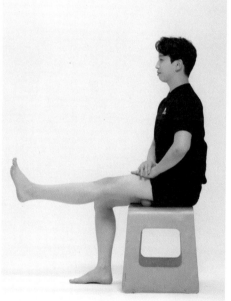

1 허리를 세우고 의자에 앉은 상태에서 왼쪽 무릎과 엉덩이 중간에 마사지볼을 놓는다.

2 왼발 끝을 몸쪽으로 당긴 상태로 무릎을 펴 마사지볼을 8초간 누른다.

3 마사지볼을 왼쪽 무릎 쪽으로 이동시키면서 8초씩 누른다.

4 반대쪽 햄스트링도 같은 방법으로 누른다.

119

PUSH

골반과
고관절이
아플 때

고관절에서 소리가 난다면?
대퇴근막장근

걷거나 운동할 때 고관절에서 뚝뚝 소리가 나는 사람들이 많다. 이는 고관절 바깥에서 나는 소리로, 대부분 대퇴근막장근이 긴장하면서 발생한다. 대퇴근막장근은 골반 앞에서 시작해 장경인대(허벅지 바깥쪽을 타고 무릎까지 내려오는 긴 근육과 인대)까지 연결된 근육으로, 걸을 때 동작의 크기를 조절하고 골반과 무릎을 고정하는 역할을 한다.

고관절에서 소리가 나는 원리는 이렇다. 짝다리를 짚고 서 있거나 다리 꼬는 습관을 갖고 있는 경우 골반이 한쪽으로 밀리면서 고관절에 불균형이 생긴다. 골반이 밀린 쪽은 대퇴근막장근이 늘어나면서 긴장하게 되고 허벅다리뼈, 즉 대퇴골의 대전자와 마찰이 일어나면서 소리가 난다. 마찰이 지속되면 결국 염증과 통증으로 이어질 수 있다. 따라서 고관절에서 나는 소리를 제거하려면 반드시 대퇴근막장근을 수시로 풀어야 한다.

엉덩이부터 다리까지 찌릿한 느낌
이상근

다리가 저리면 흔히 허리 디스크를 가장 먼저 의심하는데, 다리가 저린 증상이 나타나는 경우는 생각보다 많다. 허리부터 다리까지 이어지는 좌골신경을 이상근이 압박해도 저린 증상이 나타난다. 이를 '이상근증후근'이라고 한다. 좌골신경은 척수에서 시작해 엉덩이를 통과한 후 다리로 이어지는 매우 긴 신경이며, 이상근은 허리뼈 아래에 있는 엉치뼈에서 대퇴골까지 연결된 근육이다.

이상근증후군의 근본 원인은 앉아서 생활하는 습관이다. 장시간 앉아 있다 보면 엉덩이 근육을 사용할 일이 없어져 점점 약해진다. 엉덩이 근육이 약해지면 다리를 안쪽으로 모으는 내전근들이 고관절을 안쪽으로 돌려 이상근이 짧아진다. 이런 상태가 지속되면 이상근의 긴장도가 매우 높아지면서 좌골신경을 압박하는 상황이 발생한다. 그러면 서 있거나 걸을 때도 저린 증상이 나타난다.

골반이 틀어졌다면?
내전근

골반 틀어짐과 고관절 통증에 영향을 주는 근육은 대퇴골에서 골반으로 이어지는 근육들이다. 허벅지 앞, 뒤, 옆, 안쪽에는 많은 근육이 있는데 그중에서 특히 내전근이 가장 큰 영향을 미친다. 허벅지 네 방향의 근육 중에서 가장 약해지기 쉽고, 짧아지기 쉽고, 불균형해지기 쉽기 때문이다.

상체와 하체를 연결하는 대단히 중요한 근육인 내전근은 치골근, 장내전근, 박근, 단내전근, 대내전근이라는 총 5개의 근육으로 구성되어 있다. 모두 다리를 올리고 내리고, 보행하는 동안 보조근으로서의 역할을 수행한다. 또 엉덩이 근육과 함께 고관절과 몸통의 안정성을 유지하는데, 제대로 사용하지 않아 균형이 무너지면 골반을 한쪽으로 밀고 회전시키면서 고관절의 안정성을 깨뜨리고 통증을 만들어낸다.

내전근을 양팔저울이라고 상상하면 통증을 일으키는 원리를 쉽게 이해할 수 있다. 양쪽이 같은 힘으로 수평을 유지하고 있다가 어느 한쪽의 힘이 약해지면 반대쪽으로 훅 기울듯이 골반 역시 기울어진다. 그러면 고관절에 가해지는 스트레스가 커지고 불안정성이 나타나면서 통증이 발생한다.

내전근은 골반의 좌골결절 부위에서 시작해 대퇴골 안쪽으로 연결되어 있어 허벅지를 모으는 기능을 하지만, 생각보다 다리 모으는 힘을 사용하는 일은 적다. '다리를 꼬고 있는 게 다리를 모으는 힘 아닌가?'라고 생각할 수 있지만, 그건 힘을 주고 모으는 것이 아니라 내전근이 짧아져 다리를 꼬는 게 더 편해진 것이다. 양쪽 무릎 사이에 책을 끼우고 1분만 버텨보자. 엄청 힘들게 느껴질 것이다. 그만큼 내전근을 사용하고 있지 않다는 뜻이다. 따라서 골반이 틀어지고 통증이 나타난다면 내전근을 이완시키고 운동을 통해 힘을 길러야 한다.

걸을 때 골반이 한쪽으로 빠지거나 고관절에서 부딪치는 소리가 난다면? 중둔근

요즘 운동하는 사람들에게 가장 주목받고 있는 근육이 바로 중둔근이다. 예전에는 엉덩이 근육으로 대둔근만 강조했다면 최근에는 애플힙을 만들기 위해 중둔근에 대한 관심이 늘고 있다. 하지만 중둔근은 애플힙을 만드는 외적 기능보다 더 중요한 내적 기능을 지니고 있다.

골반 바깥쪽에서 시작해 대퇴골의 대전자까지 이어지는 중둔근은 옆쪽 엉덩이를 형성하고 있다. 이는 한쪽 다리로 서 있게 하는 근육이며, 걸을 때 골반이 무너지지 않게 잡아주는 역할을 한다. 다리를 옆으로 벌리는 중요한 기능도 하지만, 평소 자주 사용하지 않아 쉽게 약화되는 근육이기도 하다. 골반을 사이에 두고 양쪽에서 당기기 때문에 어느 한쪽이 약화되거나 늘어나면 골반에 변형이 생기고, 이는 고관절에 스트레스로 작용한다. 특히 걸을 때 한쪽 다리를 드는 동작에서 골반의 수평을 잘 유지하지 못해 몸이 과도하게 기울거나 골반이 한쪽으로 밀린다. 이처럼 중둔근이 약화되거나 힘이 불균형해지면 골반과 대퇴골을 이루는 관절의 구조를 어긋나게 하고 안정성을 떨어뜨린다. 결국 다리를 들어 올릴 때나 자리에 앉을 때 고관절에서 소리가 나고 통증이 발생한다.

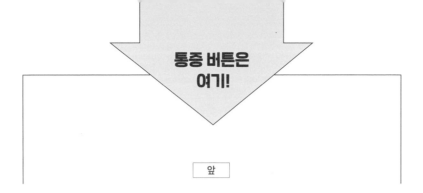

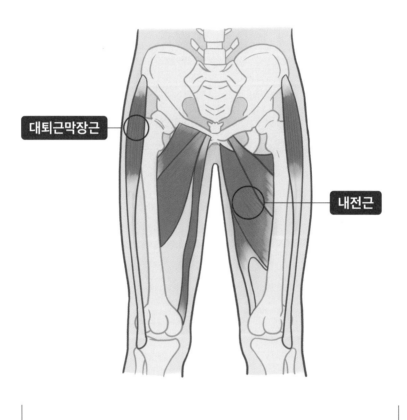

앞

대퇴근막장근

내전근

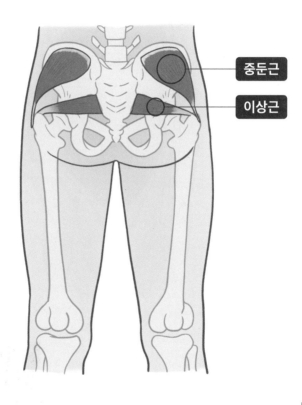

중둔근

이상근

고관절에서 뚝뚝 소리가 날 때
대퇴근막장근

앞

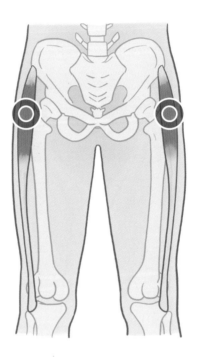

근육 찾기

허벅지 옆에 붙어 있는 근육이라 쉽게 만져진다. 의자에 앉은
상태에서 다리를 쭉 펴고 엄지발가락이 안쪽을 향하게 한 다
음 무릎을 접어 올린다. 이때 허벅지 바깥쪽에서 볼록하게 만
져지는 근육이 대퇴근막장근이다.

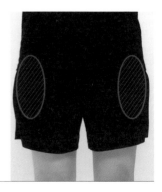

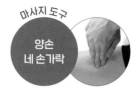

양손
네 손가락

주의사항

대퇴근막장근을 누르다 보면 근육이 있는 부분이 아니라 근육과 근육 사이의 빈 공간을 누르는 사람들이 많다. 대퇴근막장근은 허벅지 옆면보다 약간 앞쪽에 위치하고 있으므로 잘 찾아 눌러줘야 한다. 근육이 없는 빈 공간을 누르면 효과가 없다. 단, 뼈를 누르지 않도록 주의한다.

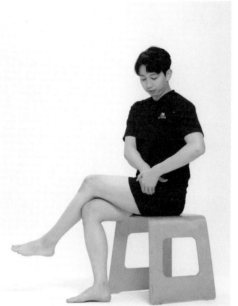

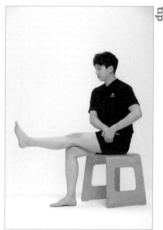

tip

1 왼쪽 다리가 오른쪽 다리 위로 올라오도록 꼬고 앉는다.

2 왼쪽 다리에서 바지 주머니에 손을 넣었을 때 가장 두툼하게 만져지는 곳을 양손 네 손가락으로 8초간 강하게 누른다.

　　tip 뻐근한 느낌을 유지하면서 네 손가락으로 누른 채 다리 펴기를 10회 반복하면 강도를 더욱 높일 수 있다.

3 반대쪽 다리도 같은 방법으로 누른다.

다리가 저릴 때
이상근

뒤

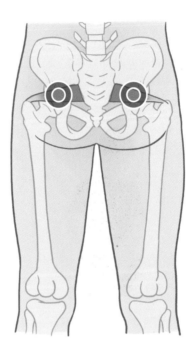

근육 찾기

엉치뼈에서 대퇴골까지 연결된 근육이다. 이상근을 찾으려면 먼저 대퇴골 부위부터 확인해야 한다. 우리가 흔히 '대전자'라고 부르는 곳으로, 허벅지 바깥쪽에서 만졌을 때 가장튀어나온 부위이다. 이 부위와 엉치뼈를 가상의 선으로 이은 곳이 바로 이상근이다.

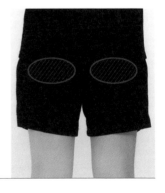

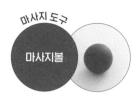

마사지볼

마사지볼을 엉덩이 깊숙이 놓으면 신경
증상이 심해질 수 있다. 엉덩이 바깥쪽에
마사지볼이 위치하도록 놓는다.

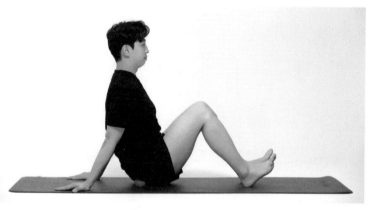

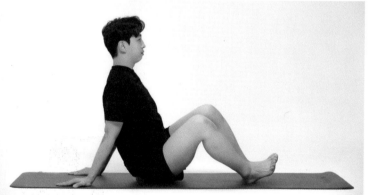

1 바닥에 앉아 양 무릎을 세우고 양손은 뒤쪽 바닥을 짚는다.

2 다리를 좌우로 움직여 고관절을 찾은 후 오른쪽 고관절 옆의 엉덩이 근육 아래에 마사지볼을
놓는다.

3 천천히 두 다리를 오른쪽으로 넘겨 8초간 이상근을 누른다.

4 반대쪽 이상근도 같은 방법으로 누른다.

틀어진 골반 때문에 찌릿할 때
내전근

앞

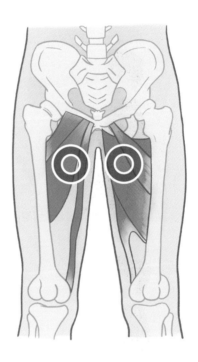

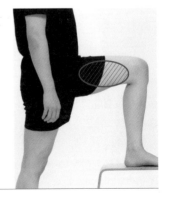

근육 찾기

골반과 대퇴골의 안쪽을 연결하는 근육들의 집합이다. 앉은
자세에서 허벅지 안쪽을 만져 쉽게 찾을 수 있다.

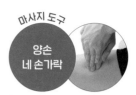

마사지 도구

양손
네 손가락

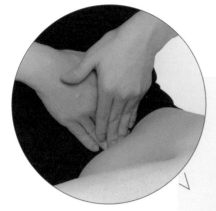

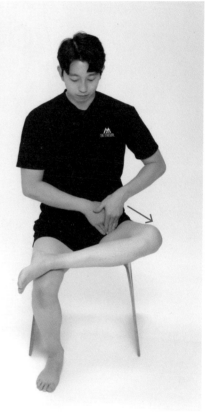

1 의자에 앉은 상태에서 왼쪽 다리를 접어 오른쪽 무릎 위에 올린다. 이때 왼쪽 다리의 발목이
오른쪽 무릎 위에 오게 한다.

2 양손 네 손가락을 겹쳐 왼쪽 다리의 고관절과 가까운 허벅지 안쪽을 8초간 누른다.

3 고관절 안쪽부터 무릎 방향으로 이동하며 8초씩 눌러 근육을 이완한다.

4 반대쪽 내전근도 같은 방법으로 누른다.

고관절에서 소리가 날 때

중둔근

뒤

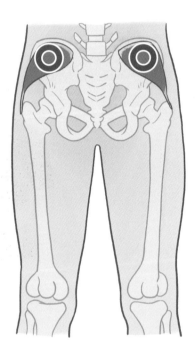

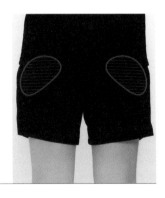

근육 찾기

엉덩이 옆쪽 근육이다. 손바닥을 골반과 엉덩이 옆쪽에 댄 후
엉덩이 쪽으로 이동하면 수축한 중둔근을 느낄 수 있다.

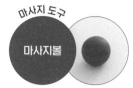

마사지 도구

마사지볼

주의사항

찌릿한 느낌이 들거나 저린 증상이 나타나면
즉시 강도를 줄인다.

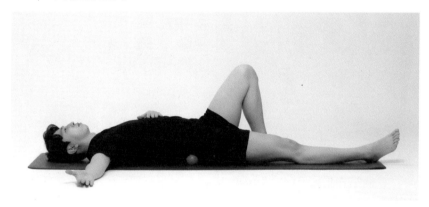

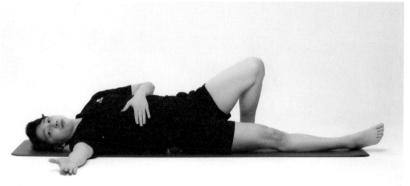

1 등을 대고 누운 뒤 오른쪽 골반에 손을 얹었을 때 엄지손가락이 닿는 엉덩이 아래쪽에 마사지
볼을 놓는다. 오른팔은 쭉 펴서 어깨와 일직선상에 놓고, 왼손은 배 위에 올린다.

2 상체가 오른쪽을 향하도록 왼쪽 어깨와 허리를 살짝 들어 올리며 중둔근을 8초간 강하게 누
른다.

3 반대쪽 중둔근도 같은 방법으로 누른다.

PUSH

무릎이

아플 때

퇴행성 관절염의 주범
대퇴사두근

흔히 많이 걷거나 운동량이 많으면 무릎관절이 닳아서 퇴행성 관절염이 올 것이라고 생각한다. 그러나 퇴행성 관절염은 의외로 오래 앉아 있거나 활동량이 적은 사람에게도 흔하게 나타날 수 있다. 바로 '비활동성 퇴행성 관절염'이다. 무릎관절 연골은 관절의 움직임을 통해 영양을 공급받는데, 관절의 움직임이 적은 사람은 무릎관절 연골에 영향을 줄 수 있는 환경을 만들지 못한다. 영양 공급이 감소하면 허벅지 앞쪽에서 무릎관절을 지나는 대퇴사두근이 약화되어 체중 지지 기능을 잘 수행하지 못한다. 결국 무릎관절이 과도하게 체중 부하를 받으면서 퇴행성 관절염으로 진행되어 통증이 나타난다.

그렇다면 반대로 운동량이 많아 대퇴사두근이 과활성되어 발생하는 퇴행성 관절염은 어떻게 통증을 유발하는 걸까? 대퇴사두근이 과활성화하면 과도하게 긴장한 나머지 슬개골을 끌어올려 관절 구조에 변형이 온다. 그 상태에서 계속 무릎관절을 사용하면 퇴행성 변화가 가속화되면서 무릎 통증이 유발된다. 따라서 대퇴사두근의 과긴장을 풀어주는 게 무릎 통증을 관리하는 데 매우 중요하다.

대퇴사두근은 허벅지 앞쪽에 위치한 강하고 큰 근육으로 대퇴직근, 외측광근, 내측광근, 중간광근이라는 4개의 근육으로 이루어져 있다. 무릎을 펴는 역할을 하며, 무릎이 체중을 받치는 것을 지지하기 때문에 근육이 약해지거나 혹은 강해져 과도하게 긴장하지 않도록 자주 풀어주는 것이 좋다.

의자에서 일어날 때 무릎이 아프다면?
외측광근

외측광근이 과도하게 긴장할 경우 의자에서 일어나기만 해도 무릎에 통증이 느껴진다. 외측광근은 허벅지 앞쪽에 있는 대퇴사두근 중 하나로 허벅지 바깥쪽에 위치해 있으며, 체중 부하로부터 무릎관절의 안정성을 지키는 기능을 한다.

높이 뛰었다가 착지할 때 무릎이 펴진 상태로 떨어지면 어떻게 될까? 무릎은 물론 허리까지 손상을 입을 수 있다. 이런 상황을 예방하기 위해 외측광근이 수축하는 힘을 유지하면서 부드럽게 늘어나 지면 반발력으로부터 무릎관절을 보호해 준다. 그런데 외측광근이 과도하게 긴장하면 본래의 기능을 수행하지 못해 무릎이 불안정해지면서 통증이 발생하게 된다.

외측광근의 과긴장은 팔자걸음과 같은 잘못된 보행 습관으로 유발된다. 대퇴사두근을 이루는 4개의 근육은 서로 일을 분담해 고관절과 무릎에 각자의 영향력을 행사한다. 그렇기 때문에 어떤 근육이 자신의 일을 못 하면 다른 근육이 그 일을 대신해야 한다. 이를 '보상작용'이라고 한다.

대퇴사두근 중 하나인 내측광근은 무릎을 펴는 역할을 하는 근육으로 상대적으로 쉽게 약해진다. 내측광근이 약화된 상태에서 잘못된 자세 습관이 더해지면 외측광근의 업무가 과도해진다. 무릎을 안정시켜야 하는 본래의 업무에 내측광근의 업무까지 대신해야 하기 때문이다. 즉 스쿼트, 달리기 등 무릎을 펴는 운동을 할 때마다 외측광근만 주도적으로 사용하게 되어 근육이 과도하게 긴장함으로써 통증이 발생한다. 따라서 과긴장된 외측광근을 이완하는 것이 통증과 멀어질 수 있는 길이다.

뛸 때 무릎이 아프다
슬개건

달리기를 하거나 걸을 때마다 무릎뼈 아래쪽에 시큰거리는 통증이나 열감, 부종 등의 증세가 나타난다면 슬개건에 문제가 생긴 것이다. 이는 과도하게 긴장한 대퇴사두근과 관련이 있다. 슬개건은 대퇴사두근의 연장선으로, 무릎 앞쪽에서 만져지는 뼈인 슬개골에서 정강이뼈로 이어져 있는 힘줄이다.

　자 그럼, 오래 앉아 있는 사람의 무릎 상태를 한번 살펴보자. 장시간 앉아 있으면 허벅지 뒤쪽에 있는 햄스트링이 짧아지는데, 이때 달리기나 스쿼트처럼 다리에 체중을 많이 싣는 운동을 할 경우 근육이 과도하게 긴장한다. 긴장한 대퇴사두근은 슬개골을 위로 잡아당기는데, 그러면 그 밑에서 슬개골과 경골을 연결하는 슬개건에 엄청난 긴장이 발생한다. 이런 상황이 지속되면 슬개건에 미세한 손상이 계속 쌓이면서 통증이 나타난다. 따라서 이런 손상을 막으려면 대퇴사두근을 이완하고 팽팽한 슬개건의 긴장도를 낮춰야 한다.

무릎에서 나는 소리
장경인대

　바닥에 앉을 때 무릎에서 뚝뚝 소리가 나는 사람들이 꽤 많다. 이렇게까지 소리가 나도 괜찮을까 싶은데 정작 본인은 아프지 않다며 대수롭지 않게 넘긴다. 도대체 무릎에서 왜 이런 소리가 나는 걸까?

　두 가지 경우가 있다. 우선 힘줄이 뼈나 내부 구조물과 마찰하면서 소리가 나는 경우다. 이때는 소리가 나다가 어느 순간 소리가 나지 않는다. 두 번째는 관절 내 활액 기포가 터지면서 소리가 나는 경우다. 관절 안에는 연골의 영양과 윤활제 역할을 하는 활액이 차 있다. 점성이 있는 액체를 빠르게 저으면 기포가 생기듯 관절을 부드럽게 움직일 수 있도록 마찰을 줄여주는 활액 또한 무릎을 크게 움직이면 기포가 생겼다가 터진다. 두 경우 모두 통증을 동반하지 않으면 괜찮다고 이야기하는데, 과연 그럴까?

운동성을 동반한 무릎관절은 체중을 지지하기 때문에 안정성이 매우 중요하다. 그런데 잘못된 생활 습관이나 잘못된 움직임을 반복해 무릎 주변 연조직에 스트레스가 쌓이면 구조적 변형이 발생한다. 즉 무릎관절의 구조가 내반슬(O다리), 외반슬(X다리), 반장슬(젖힌 무릎) 등으로 변형될 때 이를 소리로 알려주는 것이다. 따라서 통증이 없는 소리는 지금 당장은 위험하지 않지만, 잠재적 위험요소로 봐야 한다.

다리가 변형되면서 나는 소리의 원인 중 하나로 대퇴사두근의 약화를 꼽을 수 있다. 대퇴사두근이 약화되었다면 그 역할을 대신하는 근육이 있을 것이다. 그게 바로 장경인대다. 장경인대는 무릎관절의 안정성을 유지하는 역할을 하기 때문에 무릎을 구부리거나 펼 때 지속적으로 긴장을 하면서 버틴다. 하지만 버티고 있어도 구조는 계속 무너지고 있기 때문에 소리가 나는 것이다. 따라서 장경인대 부위의 과도한 긴장을 풀어주고, 허벅지 근육 운동을 해야 무릎에서 나는 소리를 막을 수 있다.

무릎관절염의 범인
오금근

요즘 많은 사람들에게 각광받고 있는 운동이 있다. 바로 계단 오르기다. 계단을 오름으로써 허벅지 근육과 엉덩이 근육을 강화시켜 건강을 지키려는 목적이다. 실제 허벅지 근육을 키우는 데 도움이 되기 때문에 의사들이 무릎에 불편을 느끼는 사람들에게 추천하는 운동이기도 하다. 하지만 계단을 올라갈 때 통증이 느껴진다면 무엇이 문제일까?

바로 오금근(슬와근) 때문이다. 오금근은 무릎 뒤쪽에 위치한 근육으로, 무릎이 앞쪽으로 밀리지 않도록 안정적으로 잡아주고 무릎관절의 주변 조직을 보호한다. 작은 근육이지만 무릎관절의 운동역학에서 꼭 필요한 부분이다. 뒤꿈치가 바닥에 닿아 있는 상황에서 무릎을 구부릴 때 대퇴골이 너무 앞으로 밀리지 않도록 잡아주고, 무릎을 펼 때는 무릎이 과도하게 펴지지 않도록 제한한다. 그런데 오금근이 너무 과도하게 활성화되면 대퇴골을 뒤로 당기지 못해 무릎관절과 충돌을 일으킨다. 결국 무릎의 안정성은 떨어지고 무릎 뒤쪽에 통증이 유발된다.

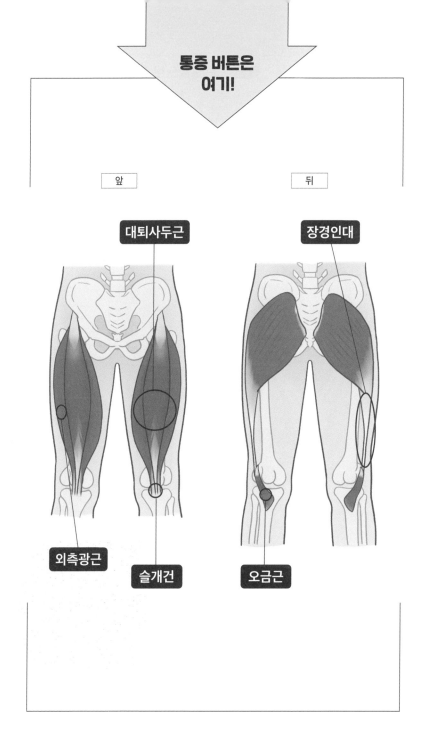

통증 버튼은
여기!

앞

뒤

대퇴사두근

장경인대

외측광근

슬개건

오금근

143

퇴행성 관절염으로 고생할 때
대퇴사두근

앞

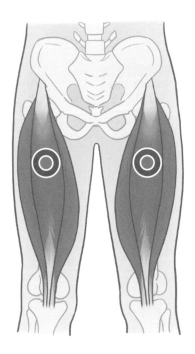

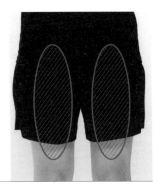

근육 찾기

허벅지 앞쪽에 자리하고 있어 쉽게 만질 수 있다. 의자에 앉은 상태에서 발목을 몸쪽으로 당기고 무릎을 폈을 때 허벅지 앞쪽에서 만져지는 근육이다.

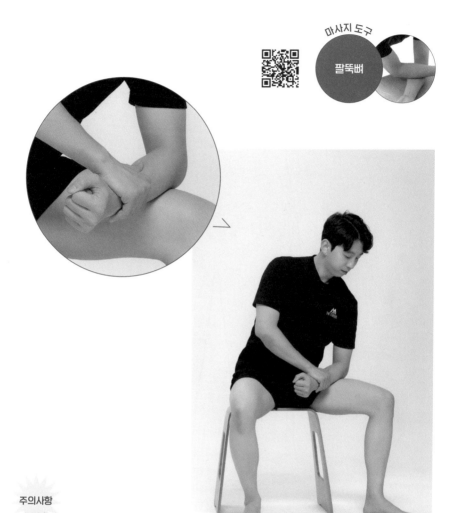

마사지 도구

팔뚝뼈

　　팔꿈치 뼈로 누르지 않도록 주의
　　한다.

1 의자에 앉은 뒤 왼쪽 허벅지 위에 왼팔을 가로로 올려놓는다.

2 오른손으로 왼팔 손목을 잡고 팔뚝뼈로 8초간 눌러 허벅지를 압박한다.

　　tip 손등이 허벅지에 가까워졌다 멀어지는 느낌으로 좌우로 움직이면서 눌러준다.

3 허벅지 위쪽부터 무릎 위쪽까지 8초씩 눌러 근육을 이완한다.

4 반대쪽 허벅지도 같은 방법으로 누른다.

145

무릎이 쑤실 때

외측광근

앞

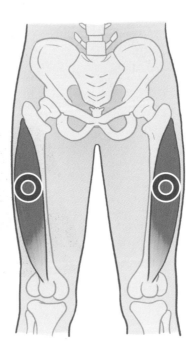

근육 찾기

허벅지 근육 중 가장 바깥쪽에 위치해 있다. 의자에 앉은 상
태에서 무릎을 폈을 때 무릎 위쪽에서 약간 오른쪽에 볼록하
게 올라오는 근육이 외측광근이다.

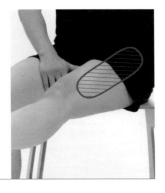

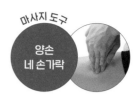

양손
네 손가락

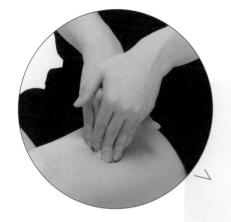

주의사항

> 강도를 높이려면 누르는 동안 무
> 릎을 펴고 구부리는 운동을 10회
> 반복한다. 단, 무릎을 펴고 구부릴
> 때 통증이 생긴다면 움직이지 않
> 고 누르기만 진행한다.

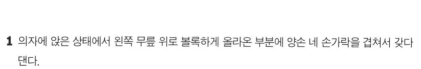

1 의자에 앉은 상태에서 왼쪽 무릎 위로 볼록하게 올라온 부분에 양손 네 손가락을 겹쳐서 갖다
댄다.

2 8초간 강하게 누른다.

3 반대쪽 허벅지도 같은 방법으로 누른다.

슬개건

뛰지 못할 만큼 무릎이 아플 때

앞

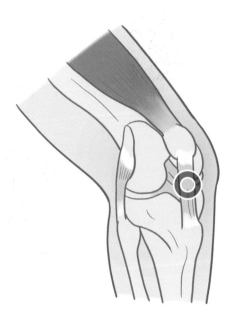

근육 찾기

무릎 앞쪽의 슬개골(무릎뼈)과 정강이뼈 전면에 볼록 튀어나온 부분 사이에 위치한다. 슬개골 아래에 손가락을 대고 무릎을 구부렸다 폈다 하면 쉽게 만질 수 있다.

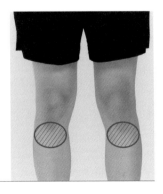

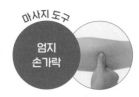

주의사항

너무 강한 자극으로 빠르게 풀기보다 견
딜 수 있는 강도로 천천히 누르는 게 좋
다. 근육은 이완과 움직임을 동시에 일으
키는 것이 효과적이라면, 힘줄은 누르고
버텨 신경 수용체를 자극하는 것이 이완
효과를 높이는 방법이다.

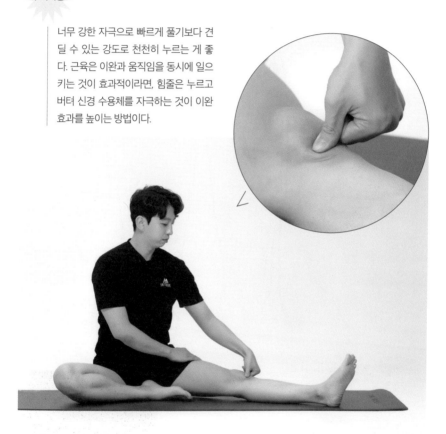

1 바닥에 앉아 왼쪽 다리를 길게 뻗는다.

2 왼쪽 무릎뼈인 슬개골 아래의 힘줄을 엄지손가락으로 8초간 지그시 누른다.

3 반대쪽 다리도 같은 방법으로 누른다.

무릎에서 소리가 날 때

장경인대

앞

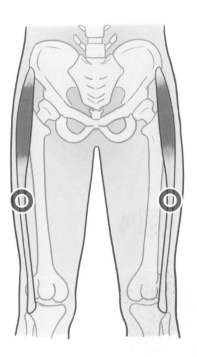

근육 찾기

장경인대는 대퇴근막장근의 연장선으로 허벅지 바깥쪽을 타고 무릎관절까지 내려오는 긴 인대다. 의자에 앉아 무릎 옆쪽에서 10cm 정도 위에 손가락을 대면 단단한 띠나 밴드 같은 게 만져진다. 그게 바로 장경인대다.

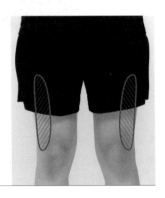

장경인대는 무릎과 가까운 부위를 풀기보다
무릎에서 10cm 정도 윗부분을 풀어주는 게
좋다. 무릎까지 내려가면 직접적으로 뼈와
닿기 때문에 통증이 심해질 수 있다.

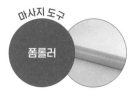

마사지 도구

폼롤러

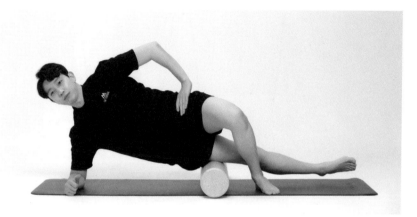

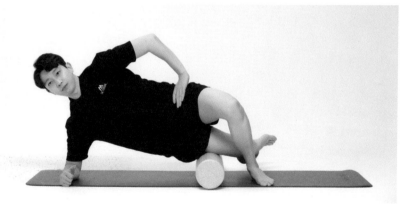

1 오른쪽 팔꿈치를 받치고 옆으로 누운 후 허벅지 바깥쪽에 폼롤러를 가로로 놓는다.

2 왼쪽 무릎을 굽혀 오른쪽 다리 앞으로 세운 후 오른쪽 다리를 들어 올리며 장경인대를 8초간
압박한다.

3 이번에는 오른쪽 무릎을 접으며 8초간 장경인대를 압박한 후 반대쪽 다리도 같은 방법으로 실
시한다.

무릎 뒤쪽이 찌릿할 때
오금근

뒤

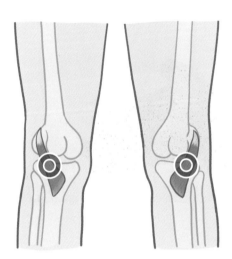

무릎 뒤쪽에 위치한 근육으로, 몸 깊숙이 있어 찾기 어려운
편이다. 바닥에 앉아 발목을 몸쪽으로 당긴 상태에서 무릎을
구부리면 무릎 뒤쪽이 오목하게 들어간다. 그 안쪽에 오금근
이 자리하고 있다.

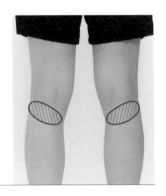

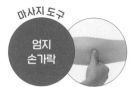

★ 주의사항

무릎이 접힌 부분에는 신경과 혈관이 많이
분포되어 있기 때문에 누르면 신경이 손상될
수 있으므로 강도에 주의한다.

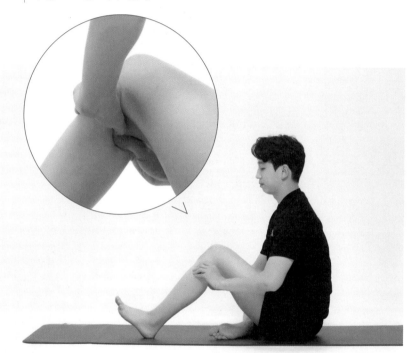

1 바닥에 앉은 상태에서 왼쪽 무릎을 세운다.

2 양손으로 무릎 바로 아랫부분을 감싸듯 잡는다. 이때 양손의 엄지손가락이 무릎 뒤쪽에 오게
한다.

3 양손 엄지손가락으로 무릎 뒤쪽의 오목하게 들어간 부분에서 5cm 정도 아랫부분을 8초간 강
하게 누른다.

4 반대쪽 다리도 같은 방법으로 누른다.

PUSH

손목이

시큰거리고

아플 때

엄지를 움직였는데 손목이 아프다
장무지외전근, 단무지신근

손목에 아주 시큰하고 따가운 통증을 호소하는 사람들이 늘고 있다. 예전에는 주로 40대 이상의 여성들이 손목 통증으로 병원을 찾았다면 요즘에는 연령층이 점점 낮아지고 있다. 컴퓨터와 스마트폰 사용이 증가하면서부터다. 특히 엄지로 스마트폰을 터치할 때 통증을 호소하는 경우가 많다.

흔히 손목이 시큰거리면 손목 관절염을 의심한다. 하지만 의외로 손목 힘줄이 원인일 수 있다. 근육의 끝부분은 힘줄(건)로 되어 있으며, 뼈에 붙어 있는 힘줄은 관절을 움직이는 역할을 한다. 손목의 움직임을 만들어내는 근육은 대부분 팔꿈치와 아래팔에 위치해 있다. 그 많은 근육이 힘줄의 형태로 바뀌어 손목을 통과한다. 그중 움직임이 많은 엄지손가락으로 향하는 근육이 따로 있다. 바로 장무지외전근과 단무지신근이다. 스마트폰을 터치하거나 타자를 칠 때, 엄지를 벌리거나 늘일 때 이 두 근육이 반복적으로 쓰인다. 그런데 이 두 근육의 힘줄이 서로 마찰하면서 과도하게 스트레스가 쌓이면 손의 힘줄을 에워싸고 있는 조직인 건초에 염증이 생겨 통증이 나타나게 된다. 이 건초에 염증이 생기는 것을 '건초염'이라고 한다.

그럼 손목 통증이 발생했을 때 관절염인지, 건초염인지 어떻게 구

155

분할 수 있을까? 아주 간단한 동작 하나면 쉽게 알 수 있다. 엄지손가락을 손바닥 안쪽에 넣고 주먹을 쥔 뒤 새끼손가락 방향으로 손목을 꺾는다. 이때 통증이 느껴진다면 힘줄에 문제가 생긴 것이다. 건초염일 경우 손목 부위에 직접 강한 자극을 주면 오히려 통증이 심해질 수 있다. 손목이 아니라 팔뚝을 눌러 근육을 이완해야 한다. 통증이 완전히 사라지더라도 평소 팔뚝을 누르고 손목을 움직이자. 손목에 가해지는 스트레스를 많이 줄일 수 있다.

물건을 들기 힘들거나 손이 저리다면?
원회내근

물건을 들거나 문을 잡아당길 때 팔꿈치 안쪽에서 통증이 느껴진다면 골프엘보일 가능성이 높다. 골프엘보 역시 테니스엘보와 마찬가지로 아래팔 근육이나 힘줄에 미세한 손상이 쌓이면서 생긴다. 골프엘보는 아래팔 근육의 힘줄이 시작되는 팔꿈치 안쪽(내측상과)에 생기는 통증으로, 같은 위치에 있는 원회내근이 골프엘보와 가장 연관이 깊다.

자고 일어났을 때 손가락이 저린 경우도 원회내근의 통증을 의심할 수 있다. 이때는 팔에 구조적인 문제가 있을 수 있다. 손바닥을 위로 향하게 한 상태에서 팔을 앞으로 쭉 뻗으면 위팔보다 아래팔이 조금 더 벌어지는 게 일반적이다. 이 벌어진 각도를 '운반각'이라고 부른다. 그런데 운반각이 더 커지면 팔 안쪽에서 내려오는 신경이 과도하게 긴장하면서 원회내근이 늘어나게 된다. 그러면 손으로 가는 신경을 압박해 엄지부터 네 번째 손가락에 저림이나 감각이상이 생긴다. 이런 상황에서 잠을 자면 손등을 바닥에 대지 않고 손을 배나 가슴에 붙이고 자게 되어 팔꿈치 안쪽의 신경이 바닥에 눌리면서 네 번째와 다섯 번째 손가락에 저림 증상이 발생한다. 따라서 저림 증상을 완화하려면 원회내근을 충분히 풀고 수면 자세를 개선해야 한다.

마우스만 잡으면 찌릿!
손가락 굽힘근

대표적인 손목 통증으로 빼놓을 수 없는 것이 손목터널증후군이다. 컴퓨터를 사용하는 업무가 많아지면서 손목터널증후군을 호소하는 사람들도 점점 더 늘고 있다. 키보드에 손만 올려놓아도 찌릿하고, 마우스를 잡았을 때 손꿈치(손목 끝부분)가 닿기만 해도 불편한 느낌이 든다. 심지어 손가락 감각이 떨어지고 마비가 오기도 한다.

무리하게 움직이지 않았는데 왜 이렇게 아픈 걸까? 사실 손가락을 움직이는 근육들은 팔뚝, 즉 전완근과 연결되어 있다. 앞에서 얘기했듯 팔뚝의 뚱뚱한 근육들이 손목의 좁은 틈을 통과하기 위해 가는 형태의 힘줄로 변신해 손바닥과 손가락으로 이어진다. 그래서 손가락을 움직였을 때 팔뚝이 꾸물꾸물하는 걸 볼 수 있다. 이렇게 좁은 틈에 힘줄이 가득 차 있는데, 그 사이로 신경도 지나간다. 안 그래도 빽빽한데 마우스를 쥐고 누르면 손목 터널이 좁아지면서 압력이 신경을 눌러 통증이 발생한다. 이 말은 손목을 압박하는 동작을 하지 않으면 통증이 사라질 수 있다는 뜻이다. 평소 손목의 좁은 통로를 넓혀주고, 힘줄이 스트레스를 받지 않도록 하는 게 무엇보다 중요하다.

손목을 자주 삐고 통증이 있다면
손목 굽힘근

자주 삐는 유리 손목을 가지고 있다면 손목이 구조적으로 불안정한 상태라고 할 수 있다. 잘못된 자세를 취하거나 근육을 잘못 사용할 때 손목을 자주 삐게 되는데, 특히 손목을 위로 올리는 동작을 많이 하는 경우 손목의 불안정이 나타난다.

손목을 위로 올리는 자세는 아래팔의 손목을 들어 올리는 근육을 사용해 손등 쪽에 있는 힘줄이 당겨져야 가능하다. 그런데 이 동작을 반복하거나 오랜 시간 유지하다 보면 손목을 들어 올리는 근육이 상당히 긴장하게 된다. 즉 온종일 컴퓨터 작업을 하느라 손목이 젖힌 상태로 키보드나 마우스를 사용하는 사람들은 대부분 손목을 들어 올리는 근육이 긴장한 채 짧아져 있는 상태라고 할 수 있다. 그러면 손목을 내리는 동작을 하는 전완근은 상대적으로 늘어나게 되는데, 이런 상태가 오래 지속되면 손목이 불안정해지고 손을 쓸 때 통증이 나타난다. 이런 경우 반대로 손목 굽힘근을 잘 풀어 손목의 균형을 찾는 게 먼저다.

팔을 펼 때 팔꿈치에 통증이 퍼진다
전완 신전근

분명 어딘가에 부딪히거나 다친 적이 없는데 팔꿈치를 펴거나 손목을 움직일 때 팔뚝이나 팔꿈치에서 찌릿하거나 시큰한 통증이 느껴진다면 테니스엘보를 의심해 봐야 한다. 특히 주먹을 쥘 때 팔꿈치 바깥쪽인 전완 신전근(손등이 위로 향한 상태에서 손목부터 팔꿈치 앞쪽에 있는 근육)에 통증이 나타나면 테니스엘보일 가능성이 크다. 이름 때문에 테니스 같은 운동을 심하게 했을 때 얻는 통증이라고 생각할 수 있지만 그건 오해다. 테니스엘보는 스포츠 활동보다 팔꿈치 관절을 펴는 힘줄이나 근육에 반복적으로 미세한 손상이 쌓일 때 나타난다. '나는 손상을 줄 만한 일을 하지 않았는데…, 무리해서 팔을 쓴 적이 없는데…'라고 생각할 수 있다. 하지만 스스로 인식하지 못한 상황에서 근육이 버티지 못해 계속 손상을 받는 경우가 의외로 많다. 예를 들면 미닫이문을 자주 여닫거나 드라이버 등 손에 무언가를 쥐고 작업을 많이 하는 식이다.

테니스엘보일 경우 주의해야 할 것이 있다. 전문가가 아니라면 뼈 근처의 힘줄을 절대 건드려선 안 된다는 것이다. 통증이 있는 부위는 이미 손상된 곳이기 때문에 심하게 문지르면 더 악화될 수 있다. 아픈 곳이 아니라 실제 뭉침이 있는 부위를 찾아 누르는 게 가장 효과적이다. 손목이나 손가락을 움직일 때 팔뚝, 즉 아래팔의 바깥쪽에서 꿈틀대는 근육을 풀어야 한다. 손목을 들어 올렸을 때 볼록한 부위를 두 손가락으로 눌러주면 된다.

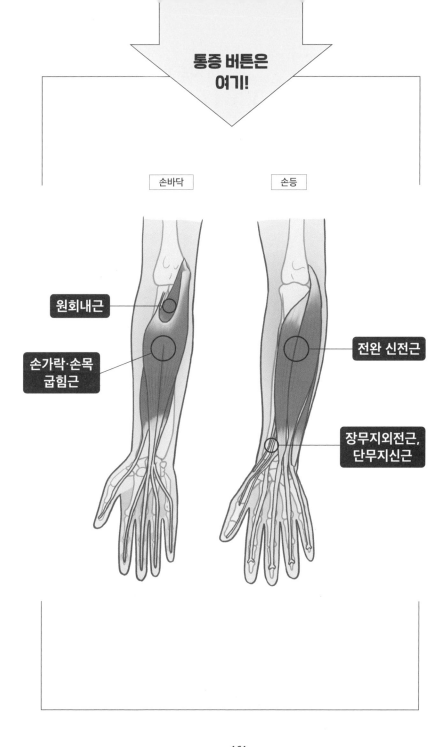

통증 버튼은
여기!

손바닥

손등

원회내근

손가락·손목
굽힘근

전완 신전근

장무지외전근,
단무지신근

손목이 시큰거릴 때

장무지외전근 &
단무지신근

손등

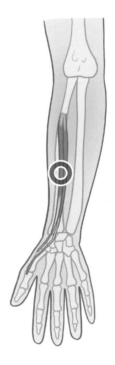

근육 찾기

손목에서 엄지손가락으로 이어지는 2개의 힘줄이다. 단 누를
때는 통증이 있는 부위가 아니라 그 위의 근육을 부드럽게
이완시켜야 한다.

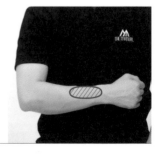

162

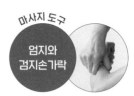

마사지 도구
엄지와
검지손가락

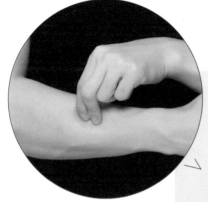

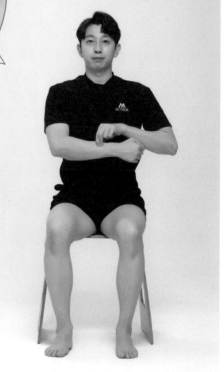

1 오른팔의 팔꿈치를 접은 상태로 주먹을 쥔다.

2 왼손의 엄지와 검지로 오른손 엄지손가락에서 10~15cm 정도 위쪽을 8초간 누른다.

3 팔꿈치 쪽으로 올라가며 8초씩 누른 후 반대쪽 팔도 같은 방법으로 누른다.

팔꿈치 안쪽이 쑤실 때

원회내근

손바닥

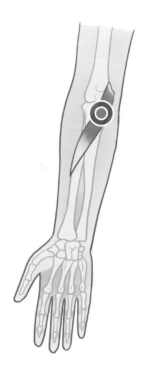

근육 찾기

손을 엎치는 데 작용하는 근육으로, 팔꿈치에서 팔뚝 앞쪽으로 이어져 있다. 팔뚝 가운데를 반대쪽 손으로 가볍게 잡은 상태에서 주먹을 쥐고 안쪽으로 회전했을 때 볼록하게 만져지는 근육이 원회내근이다.

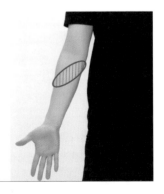

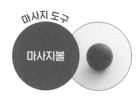
마사지볼

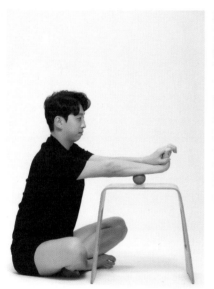
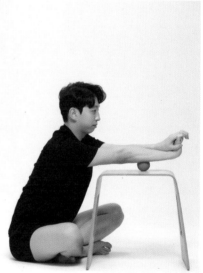

1 마사지볼 위에 손바닥이 바닥을 향하게 오른팔을 올려놓는다.

2 오른손 손등 위로 왼손을 올려 깍지 낀 뒤 오른손 손등을 뒤로 꺾는다.

3 그 상태로 손목 윗부분부터 팔꿈치 아랫부분까지 마사지볼을 8초씩 눌러주며 근육을 이완한다.

4 반대쪽 팔도 같은 방법으로 실시한다.

마우스만 잡아도 찌릿할 때

손가락·손목 굽힘근

손바닥

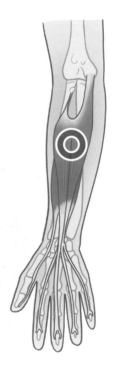

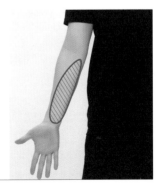

근육 찾기

손바닥을 위로 보게 했을 때 앞에서 보이는 근육이다. 가볍게 주먹을 쥐고 팔꿈치를 구부린 상태에서 손목을 구부리면 아래팔 쪽에 수축한 전완 손가락·손목 굽힘근을 만질 수 있다.

166

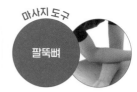

팔뚝뼈

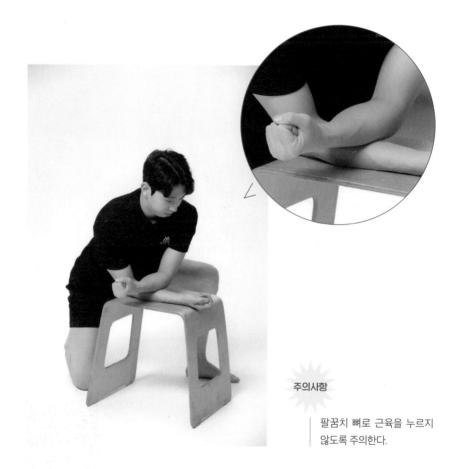

주의사항

팔꿈치 뼈로 근육을 누르지
않도록 주의한다.

1 의자 위에 손바닥이 위를 향하게 오른팔을 올려놓는다.

2 왼팔의 손바닥을 위로 향하게 한 상태로 오른팔 위에 가로로 올린다.

3 왼팔의 팔뚝뼈로 오른팔 안쪽 근육을 8초간 눌러 압박한다.

4 반대쪽 팔도 같은 방법으로 누른다.

팔꿈치가 시큰거릴 때

전완 신전근

손등

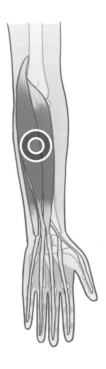

근육 찾기

손등이 위로 향한 상태에서 손목부터 팔꿈치까지 앞쪽에 있는 근육이다. 가볍게 주먹을 쥐고 팔꿈치를 구부린 상태에서 손목을 위로 들어 올리면 아래팔 쪽에서 수축한 전완 신전근을 만질 수 있다.

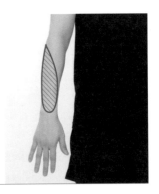

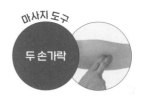

마사지 도구

두손가락

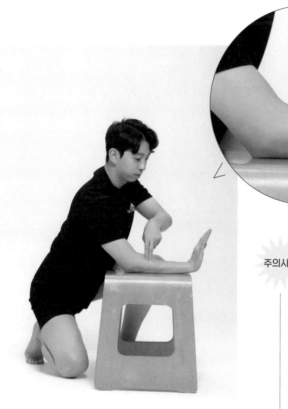

주의사항

팔꿈치 바깥쪽으로 튀어나온 뼈를 '외측상과'라고 한다. 외측상과 부위에는 손목을 들어 올리는 근육의 힘줄이 모여 있기 때문에 과하게 압박하면 힘줄이 손상되고 통증을 유발할 수 있으므로 주의한다.

1 의자 위에 손등을 위로 향하게 오른팔을 올려놓는다. 이때 손목 부분은 의자 밖으로 나오게 한다.

2 오른손의 손목을 위로 들어 올렸을 때 불룩 올라온 부분을 왼손의 검지와 중지로 8초간 누른다.

  tip 근육을 누른 상태에서 손목을 위아래로 올렸다 내리면 이완 효과를 높일 수 있다. 단, 손목을 내릴 때는 가볍게 압박하고 올리면서 압박 강도를 높인다.

3 반대쪽 팔도 같은 방법으로 누른다.

169

PUSH

발과
발목이
아플 때

쪼그려 앉기 힘들다고요?
비복근

쪼그려 앉는 동작을 하기 힘든가? 이는 발목의 가동성이 떨어졌을 때 나타나는 현상이다. 발목의 가동성에 가장 큰 영향을 주는 것은 비복근이다. 무릎 뒤에 있는 오금의 약간 위쪽과 바깥쪽에서 시작해 뒤꿈치까지 분포해 있는 근육으로, 까치발을 들었을 때 장딴지에서 하트 모양으로 튀어나오는 바로 그 근육이다.

무릎의 안정성과 발목의 안정성을 함께 유지해 주는 비복근은 단축될 때 문제가 발생한다. 발목은 발등 쪽으로 20도, 발바닥 쪽으로 40도 정도 움직일 수 있는데, 비복근이 과도하게 긴장하면 발목을 들어 올리는 데 저항으로 작용해 발목 가동성에 제한이 생긴다. 이렇게 발목의 가동성이 떨어지면 쪼그려 앉는 자세를 하기 힘들 뿐 아니라 계단을 오르거나 평지를 걸을 때도 발목에 통증이 발생한다. 이 상태에서 앉는 동작을 반복하다 보면 무릎이나 고관절이 더 큰 움직임으로 보상작용을 하게 되어 결국 근육의 불균형을 만들어내고 골반이 변형된다. 이때 비복근을 풀겠다며 스트레칭만 계속하면 오히려 근육이 수축해 더 단축되는 상황이 나타날 수 있다.

다리가 붓고 통증이 나타난다면
가자미근

다리에 부종이 생기고 경련, 통증 등의 증상이 나타난다면 가자미근을 풀어야 한다. 종아리 뒤쪽을 넓게 덮고 있으며, 비복근보다 한층 더 깊은 곳에 위치한 가자미근은 '제2의 심장'이라 부를 정도로 혈액순환에 매우 중요한 역할을 한다. 근육이 수축과 이완을 반복하면서 정맥을 펌핑해 혈액이 심장으로 되돌아갈 수 있게 도와주는 근육으로 잘 알려져 있다. 경골 신경, 경골 정맥, 경골 동맥이 가자미근의 안쪽에 딱 붙어 있기 때문에 가자미근이 약해지거나 너무 긴장해서 이 기능이 떨어지면 다리의 혈액순환에 문제가 생긴다. 종아리가 부어오르고 종아리를 지나는 신경을 눌러 근경련이 올 수 있다. 따라서 가지미근을 잘 관리하는 것이 무엇보다 중요하다.

발을 디딜 때 찌릿한 통증
족저근막

걸을 때마다 콕콕 쑤시고 찌릿한 통증이 느껴진다면 족저근막염일 가능성이 크다. 족저근막염은 발의 아치를 유지하기 위해 발바닥에 넓게 퍼져 있는 섬유조직인 족저근막에 염증이 생기는 질환이다. 족저근막염이 생기는 이유는 족저근막이 팽팽하게 늘어난 상태에서 충격이 가해지기 때문이다. 그렇다면 족저근막은 왜 팽팽하게 늘어날까? 종아리 근육이 단축되거나 긴장하면 족저근막을 위로 잡아당기기 때문에 팽팽해진다. 발바닥에 있는 내재근이 짧아지면서 족저근막을 잡아당겨도 팽팽하게 늘어난다. 이런 상태에서 발뒤꿈치 뼈인 종골에서 발바닥 앞쪽까지 위치한 족저근막에 집중적으로 충격이 가해지면 염증과 통증이 생긴다.

혼히 족저근막염이 생기면 발바닥으로 공 굴리기를 해서 족저근막을 이완해야 한다고 이야기한다. 하지만 족저근막은 약해져 있거나 강력한 종아리 근육에 의해 이미 늘어나 있는 상태다. 이때 족저근막을 직접 눌러 자극하면 손상을 입을 수 있기 때문에 다른 부위를 눌러 근육을 이완하는 게 좋다. 가자미근과 비복근의 힘줄이 모여 하나의 힘줄을 이룬 아킬레스건을 자극해 종아리 근육의 긴장을 완화하거나 발바닥 내재근을 활성화하는 발코어 운동이 알맞다.

발바닥의 '코어근육'으로 불리는 발바닥 내재근은 수많은 근육, 힘줄, 막으로 구성되어 있다. 발바닥 안쪽의 아치를 만드는 데 중요한 역할을 하며 발가락의 움직임을 도와준다. 발의 균형을 유지해 체중을 지지하는 데도 도움을 준다. 이처럼 다양한 역할을 수행하는 발바닥 내재근이 짧아지거나 약해지면 조금만 걸어도 쉽게 피곤해지고 족저근막에 통증이 발생한다. 따라서 통증을 완화하려면 발바닥 내재근을 이완시키는 것이 좋다.

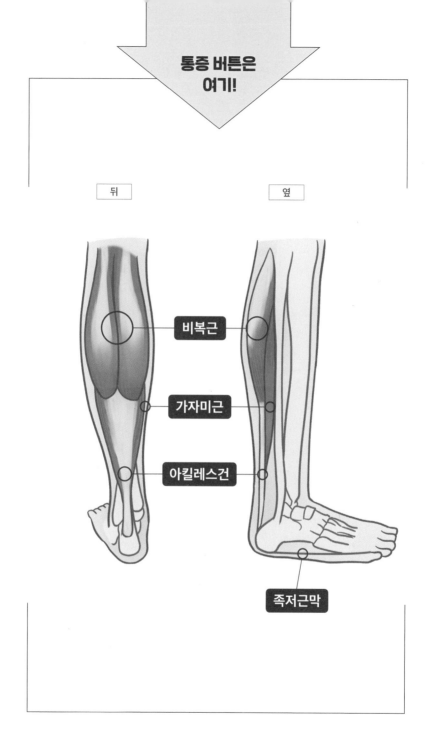

통증 버튼은
여기!

뒤

옆

비복근

가자미근

아킬레스건

족저근막

175

쪼그려 앉았는데 발목이 아플 때

비복근

뒤

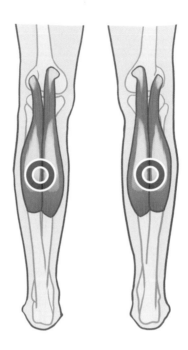

근육 찾기

종아리 뒤쪽의 두 갈래로 갈라진 근육으로, 무릎 위의 넓적다리부터 발뒤꿈치까지 이어진다. 무릎을 곧게 편 상태에서 까치발을 들면 장딴지에 하트 모양으로 볼록하게 튀어나온 근육을 만질 수 있다.

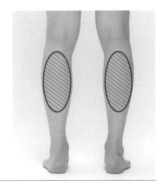

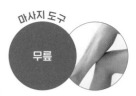

무릎에 통증이 생기면 바로 중단하고
마사지볼을 이용해 근육을 풀어준다.
바닥을 짚고 있는 손과 어깨에 불편함
이 느껴지면 누운 자세에서 시행한다.

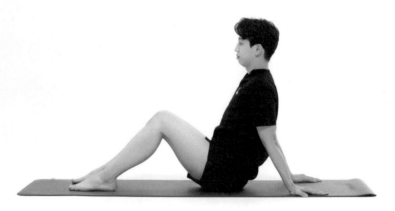

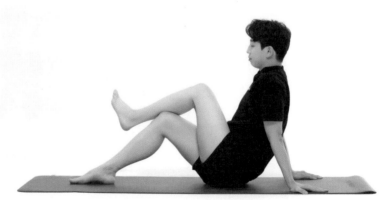

1 바닥에 앉아 양 무릎을 구부려 세우고 양손은 몸 뒤쪽 바닥을 짚는다.

2 왼쪽 다리의 종아리를 오른쪽 무릎에 올려놓은 후 종아리로 무릎 쪽을 부드럽게 8초간 누른다.

    tip 종아리 근육을 부드럽게 누르며 쓸어 올리면 더욱 좋다.

3 반대쪽 종아리도 같은 방법으로 누른다.

자꾸만 다리가 부을 때
가자미근

뒤

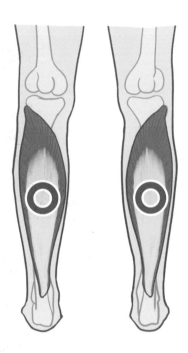

근육 찾기

정강이 뒤쪽에 넓게 분포되어 있는 가자미 모양의 근육이다.
비복근을 걷어내면 그 안쪽에 가자미근이 자리하고 있다. 의
자에 앉아 한쪽 다리를 다른 한쪽 다리의 무릎 위에 올려 4자
모양으로 만든다. 그 상태에서 무릎 위에 올린 다리의 발바닥
에 손을 댄 후 발목과 손을 서로 밀었을 때 종아리에서 수축
하는 근육이 가자미근이다.

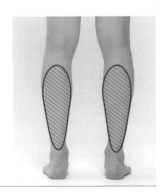

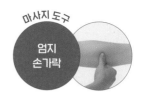

엄지
손가락

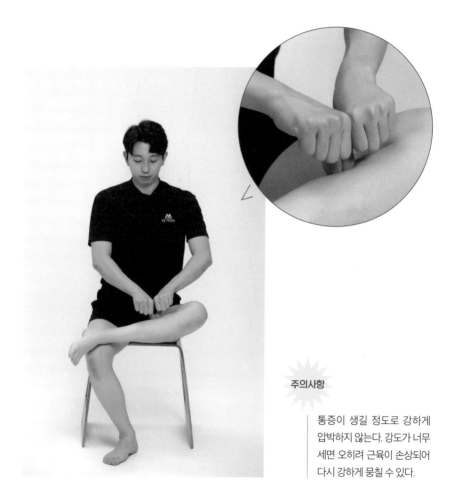

주의사항

통증이 생길 정도로 강하게 압박하지 않는다. 강도가 너무 세면 오히려 근육이 손상되어 다시 강하게 뭉칠 수 있다.

1 의자에 앉은 상태에서 왼쪽 다리를 접어 오른쪽 무릎 위에 올린다.

2 왼쪽 다리의 정강이뼈 안쪽을 양손의 엄지손가락으로 8초간 지그시 누른다.

3 반대쪽 다리도 같은 방법으로 누른다.

발을 디딜 때마다 찌릿할 때

아킬레스건

뒤

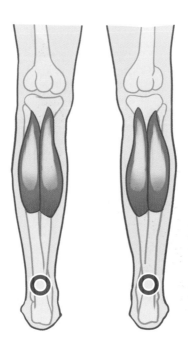

근육 찾기

발꿈치뼈 위에 위치한 힘줄이다. 의자에 앉아 한쪽 다리를 다른쪽 다리의 무릎 위에 올려 4자 모양으로 만든다. 그 상태에서 발목을 발등 쪽으로 올렸을 때 발목 주변에 팽팽하게 당겨지는 힘줄이 아킬레스건이다.

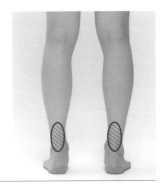

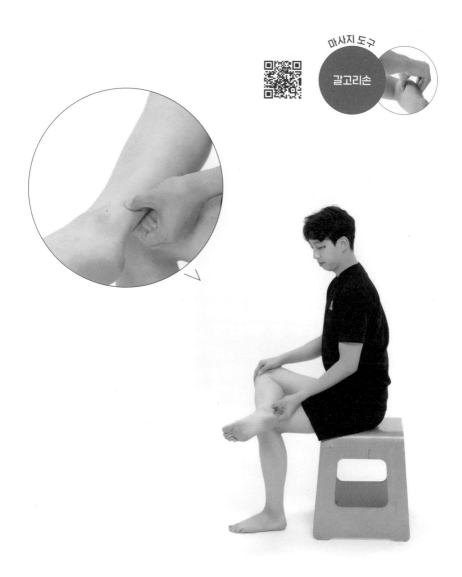

갈고리손

1 의자에 앉은 상태에서 오른쪽 다리를 접어 왼쪽 무릎 위에 올린다. 이때 오른쪽 다리의 발목이
   왼쪽 무릎 위에 오게 한다.

2 왼손을 갈고리 모양으로 만든 후 오른쪽 발목 뒤쪽을 8초간 꼬집듯 압박한다.

3 반대쪽 다리도 같은 방법으로 실시한다.

PART 4

결림과 통증에서
해방되는
하루 10분 스트레칭

통증 체인을 풀고 유연성을 키워주는 부위별 스트레칭

백 년 가는 몸을 만드는
최강의 운동, 스트레칭

평소 몸이 뻐근하거나 찌뿌둥하면 자신도 모르게 기지개를 켜는데 이는 몸에서 보내는 일종의 신호일 수 있다. '근육 상태가 좋지 않고 오랫동안 움직이지 않았으니 어서 빨리 근육을 늘려'라고 말이다. 우리가 스트레칭을 하는 이유도 이와 다르지 않다. 스트레칭은 짧아진 근육의 길이를 정상적으로 회복시키는 과정이다. 잘못된 자세와 생활습관을 지속하면 몸은 그에 맞게 적응해 근육의 길이가 변하는데, 근육이 짧아지면 움직임에 제한이 생기거나 체형이 틀어지고 통증이 나타나는 등 다양한 문제를 일으킬 수 있다. 이때 스트레칭을 하면 짧아지면서 경직된 근육이 부드럽게 늘어나 정상 길이로 회복된다. 관절 주위에 있는 근육들이 활성화되어 신체 기능이 개선될 뿐 아니라 관절의 가동 범위가 넓어져 운동 능력이 증진된다. 몸의 본래 움직임이 되살아나기 때문에 통증이 완화되며 뻣뻣한 몸으로 인한 부상의 위험도 방지할 수 있다. 또 혈액순환이 원활해지면서 노폐물과 피로 물질이 빠르게 배출되어 생리적 면역력이 향상된다.

스트레칭은 누구나 손쉽게 할 수 있는 최고의 운동이지만, 주의해야 할 점이 있다. 무작정 강도를 높이는 것이다. '이왕 스트레칭하는 거 시원하다는 느낌이 들 때까지 해야지' 하며 무리할 경우 인대가 늘어나거나 근육에 손상을 줄 수 있다. 즉 몸의 통증을 무시하고 더 강한 스트레칭을 하면 부정적인 결과로 이어질 수밖에 없다. 근육을 고무줄이라고 생각하면 쉽게 이해할 수 있다. 고무줄은 탄성력을 지니고 있다. 이는 쭉 잡아당기면 늘어났다가 힘을 빼면 원래의 상태로 돌아가는 능력인데, 그 한계를 넘어서게 되면 고무줄은 탄성력을 잃거나 아예 끊어진다.

근육도 마찬가지다. 천천히 아프지 않은 강도로 스트레칭하는 것이 통증에서 벗어날 수 있는 가장 빠른 방법이다. 스트레칭으로 근육을 늘이면 근육의 불균형을 해소할 수 있다. 하지만 5% 이상 조직을 늘이면 손상이 생긴다. 게다가 근력이 감소하기 때문에 최대 1분을 넘지 않아야 한다. 15~30초 정도 스트레칭하는 것이 가장 좋다.

동적 스트레칭과 정적 스트레칭을
함께 해야 효과가 배가된다

스트레칭은 크게 정적 스트레칭Static Stretching과 동적 스트레칭Dynamic Stretching으로 구분한다. 정적 스트레칭은 15~30초 정도 근육을 최대로 늘인 상태에서 자세를 유지하는 운동으로, 요가가 대표적이다. 관절 전체의 가동 범위 내에서 부드럽게 움직이는 동적 스트레칭은 움직임을 통해 근육의 경직을 풀어준다.

그렇다면 어떤 스트레칭이 통증을 해소하는 데 도움이 될까? 대부분의 운동 선수들은 경기 직전에 동적 스트레칭으로 근육을 풀어준다. 계속 움직이면서 스트레칭을 하는데, 근육을 당겨서 늘이는 것이 아니라 스스로 힘을 주고 활성도를 높이면서 근육을 늘인다. 물리적인 늘어남과 동시에 신경계의 활성도를 높이기 때문에 운동수행능력의 감소 없이 스트레칭을 할 수 있다. 반면 정적 스트레칭은 근육을 수동적인 당김으로 늘이기 때문에 근육이 과도하게 단축되어 생기는 통증을 완화하는 데 도움이 된다.

다시 말해 동적 스트레칭은 근신경계를 안전하게 활성화하는 데 좋고, 정적 스트레칭은 통증을 누그러뜨리고 근육의 길이를 정상화하는 데 효과적이다. 따라서 통증 버튼으로 근육을 이완했다면 동적 스트레칭과 정적 스트레칭을 선택적으로 적용하면서 근육의 길이와 기능을 회복시키고 활성화해야 한다. 그래야 통증 체인을 끊고 생활 습관병과 질병에서 벗어나 건강한 몸을 가질 수 있다.

잘못된 스트레칭은 오히려 몸을 망친다

스트레칭도 제대로 알고 해야 내 몸을 살리는 운동이 된다. 그런데 많은 이들이 잘못된 동작으로 오히려 몸을 아프게 만든다. 대표적인 동작이 바로 브리지다. 누운 자세에서 엉덩이를 드는 동작으로, 엉덩이 근육을 활성화하고 업시킬 수 있다. 하지만 잘못된 방법을 쓰거나 과하게 움직이면 허리 통증을 유발하고 골반의 변형을 가속화시킨다. 심지어 목뼈 손상까지 입을 수 있다.

브리지는 등의 상부 부분부터 하부 부분까지 고정하고 햄스트링이 아닌 엉덩이 근육만을 써서 엉덩이를 들어 올려야 한다. 척추 기립근이 과도하게 긴장해선 안 된다. 하지만 많은 이들이 등의 상부 부분만 고정하고 허리와 등을 있는 힘껏 들어 올린다. 엉덩이에도 힘이 들어가지만 햄스트링과 척추 기립근을 만져보면 과도하게 수축되어 있다. 이렇듯 불균형한 긴장은 허리 통증을 만들어낼 수 있다. 따라서 스트레칭을 할 때는 어떤 부위에 힘을 주어야 할지, 어떤 근육이 늘어나야 하는지 먼저 이해하고 실시하는 것이 매우 중요하다.

STRETCHING

등이 뻐근하고 **머리**가 아플 때

통증 제로
목&등 스트레칭

턱 사선으로 늘이기

목 앞쪽에 있는 사각근이 이완되어 뒷목 근육의 긴장을 방지한다. 목 주변 근육을 강화시켜 목 뒤 통증, 긴장성 두통 등을 완화시킨다.

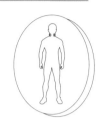

운동 효과 : **사각근 이완**

늘어나야 하는 부위 : **고개를 돌렸을 때 반대쪽 목 앞 근육**

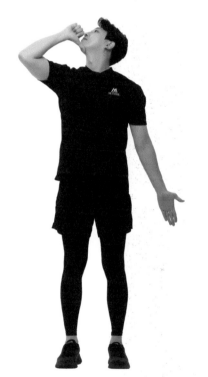

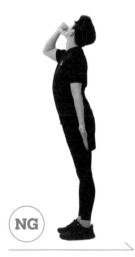

 NG

왼팔을 너무 뒤로 보내 허리가 앞으로 나가지 않도록 한다.

1 양발을 어깨너비로 벌리고 선다.

2 오른손의 엄지를 턱 아래에 댄 후 오른쪽 대각선 위로 올린다.

3 왼팔은 쭉 편 후 손바닥이 정면을 바라보게 한 상태로 뒤로 보낸다.

4 1분 정도 동작을 유지한 후 반대쪽도 같은 방법으로 실시한다.

문쌤's advice

사각근이 늘어난다는 느낌에 집중하면서 동작을 합니다. 혹 저린 증상이 나타나면 강도를 줄이거나 중단하세요.

목 잡고 머리 밀기

목 근육에만 힘을 주어 목 주변 근육을 강화하는 운동으로, 목의 정상 커브를 회복하는 데 도움이 된다.
일자목이나 거북목인 사람에게 추천하는 동작이다.

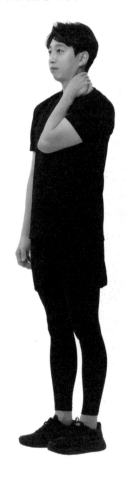

1 양발을 어깨너비로 벌리고 선다.
2 왼손으로 갈고리 모양을 만들어 목을 잡고, 팔꿈치는 가슴 쪽으로 내려 고정시킨다.

운동 효과 : **사각근 안정화**

늘어나야 하는 부위 : **목 앞과 옆 근육**

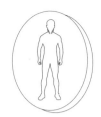

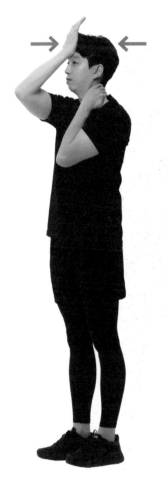

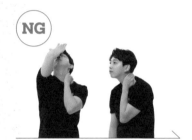

NG

목에 힘을 주지 않으면 목이 뒤로 꺾인다. 목이 앞으로 나오지 않도록 목을 바로 세운 후 진행한다.

문쌤's advice

사각근은 호흡 보조근이기 때문에 스트레칭을 할 때 호흡을 함께 해야 더 효과적이에요. 무의식적으로 숨을 참지 않도록 주의하세요.

3 오른손은 펴서 이마에 댄 후 손은 이마 쪽으로 밀고, 이마는 밀리지 않게 버틴다.

　　tip 미는 힘과 버티는 힘이 균형을 이루어 머리가 움직이지 않아야 한다.

4 호흡을 하며 10초 유지한 후 천천히 힘을 풀어준다.

5 10회 반복한 후 반대쪽도 같은 방법으로 실시한다.

수건으로 목 근육 늘이기

목빗근의 정상적인 길이를 회복시켜 긴장성 두통은 물론 거북목증후군, 추간판탈출증 등 퇴행적 변화를 예방할 수 있다.

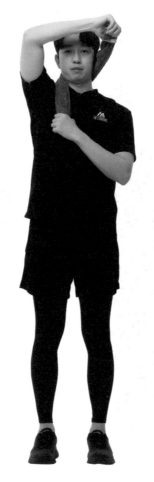

1 양발을 어깨너비로 벌리고 서서 목에 수건을 두른다.

2 왼손은 오른쪽 수건 끝을 잡고, 오른손은 왼쪽 수건 끝을 잡은 뒤 이마 쪽으로 끌어 올린다.

운동 효과 : **목빗근 정상 길이 회복**

늘어나야 하는 부위 : **목을 돌리는 쪽의 사선 근육**

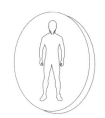

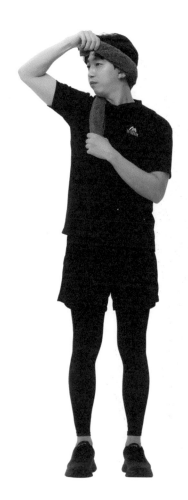

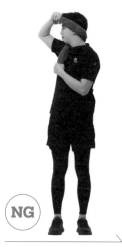

NG

수건을 당길 때 몸통이 함께 따라가지 않도록 주의한다.

3 오른손으로 수건을 천천히 당기며 목을 오른쪽으로 돌린다.

    tip 수건이 당겨지는 방향으로 목은 자연스럽게 따라가면 된다.

4 근육이 늘어나는 느낌에 집중하면서 20회 반복한 후 반대쪽도 같은 방법으로 실시한다.

깍지 끼고 목 좌우로 돌리기

목 뒤 근육의 수축을 통해 목 앞 근육이 이완된다. 등과 뒷목의 뻣뻣함이 해소되며 목의 정상적인 위치를 되찾을 수 있다.

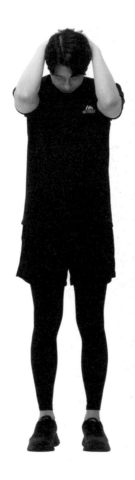

1 양손을 깍지 껴서 뒤통수에 댄 후 천천히 아래로 당긴다.

    tip 양쪽 팔꿈치는 자연스럽게 앞으로 구부린다.

운동 효과 : **후두하근 이완, 뒷목 근육**
늘어나야 하는 부위 : **목 뒤 근육, 목 옆 근육**

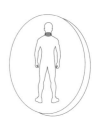

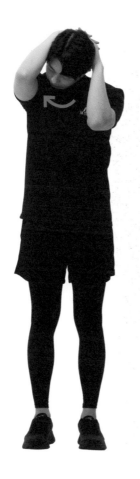
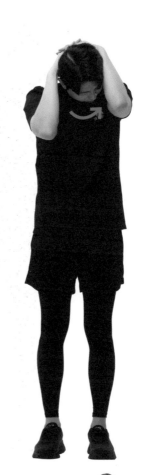

2 도르래처럼 고개를 좌우로 10회 돌린다.

 문쌤's advice

몸은 움직이지 않도록 고정하고,
고개와 함께 팔을 회전해요.
45도 이상 회전하지 않도록 주
의하며 비틀림 동작 시 통증이
있다면 바로 중단하세요.

195

머리 당겨 내리며 팔 들어 올리기

목에 담이 결렸을 때 아주 좋은 운동이다. 뒷목과 등의 뻐근함을 해소하고 팔의 저림 증상을 완화한다.

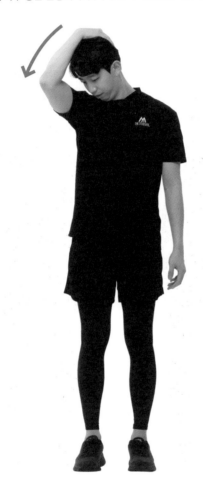

1 바르게 서서 왼손은 편안하게 내려놓고, 오른손으로 왼쪽 뒤통수를 완전히 감싼다.
2 견갑거근이 늘어나는 느낌에 집중하며 오른손을 겨드랑이 쪽으로 천천히 잡아당긴다.

운동 효과 : **견갑거근 스트레칭 및 기능 회복**

늘어나야 하는 부위 : **당기는 방향에서 반대쪽의 옆 목과 어깨**

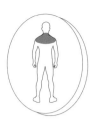

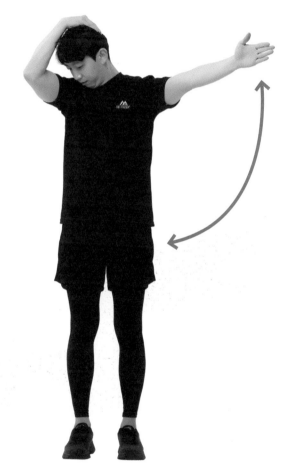

3 머리를 숙인 상태를 유지하면서 왼팔을 45도 방향으로 뻗어 눈높이까지 들어 올렸다가 내린다.

4 8회 반복한 후 반대쪽도 같은 방법으로 실시한다.

문쌤's advice

팔을 들어 올릴 때 저림 증상이 나타나면 동작을 중단하고, 목 스트레칭을 먼저 충분히 진행하세요.

197

네발 자세로 엎드려 고개 들었다 내리기

일자목에 매우 좋은 운동이다. 목의 움직임이 유연해지고 고관절과 어깨관절의 안정성을 확보할 수
있다.

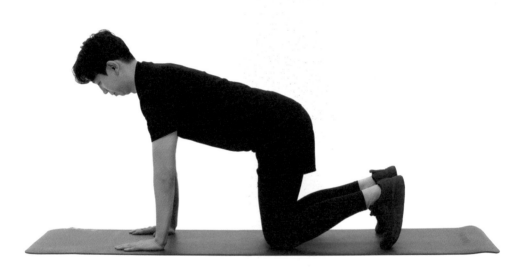

1 양손과 양쪽 무릎을 바닥에 대고 엎드린다. 이때 양 무릎은 골반 너비로 벌리고 어깨는 귀와 멀
리 떨어뜨린다.

　tip 어깨 아래에 손목, 고관절 아래에 무릎이 올 수 있도록 자세를 취한다.

운동 효과 : **견갑거근 정상 움직임 회복**
늘어나야 하는 부위 : **뒷목과 앞목**

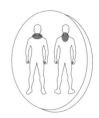

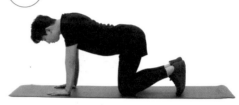

턱을 당길 때 등이 무너지지 않도록 한다. 등을 둥글게 말아 올린 상태에서 진행해야 척추를 안정화시킬 수 있다.

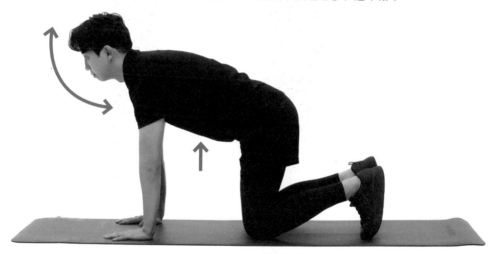

2 등을 둥글게 말아 올린 상태에서 고개를 위로 들었다가 턱을 천천히 당긴다.

3 20회 반복한다.

문쌤's advice

반드시 양쪽 귀를 축으로 해서 머리를 움직여야 정확한 운동 효과를 볼 수 있어요.

양팔 벌려 뒤로 보내기

스스로 힘을 주어 팔을 뒤쪽으로 넘기기 때문에 중부 승모근과 능형근을 활성화시킬 수 있고, 가슴 전면의 근육을 안전하게 늘일 수 있다. 굽은 등이나 말린 어깨도 개선된다.

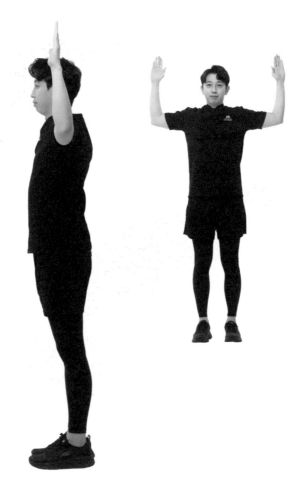

1 허리를 펴고 바르게 선다.

2 양팔을 양옆으로 벌린 후 팔꿈치가 90도가 되도록 접는다. 이때 손바닥은 짝 펴 정면을 향하고 손끝은 천장을 향하게 한다.

운동 효과 : **소흉근 이완**

늘어나야 하는 부위 : **겨드랑이 안쪽에 위치한 가슴 근육**

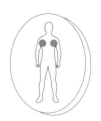

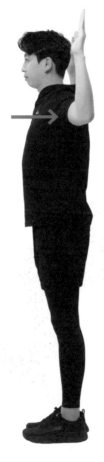

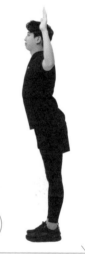

NG

어깨가 뒤로 따라가지 않아야
하며, 머리가 앞쪽으로 이동하
지 않도록 주의한다.

3 어깨는 최대한 고정한 상태에서 양팔을 등 뒤로 보낸다.

    tip 소흉근이 늘어난다는 느낌에 집중한다.

4 20회 반복한다.

손을 뒤통수에 대고 흉추 돌리기

흉추의 움직임이 향상되면서 몸통 전체의 움직임과 자세가 좋아진다. 목의 변형이나 뻣뻣함으로 인한 통증을 개선하는 데 효과적인 운동이다.

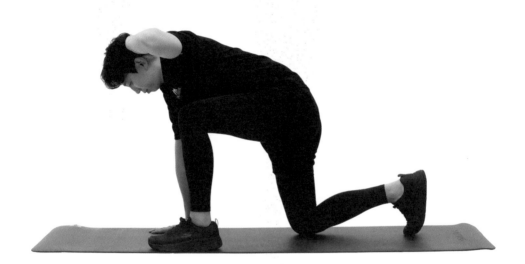

1 양손과 양쪽 무릎을 바닥에 대고 엎드린다.

2 왼손은 펴서 뒤통수에 대고, 왼쪽 무릎을 세워 왼발을 오른손과 같은 위치에 놓는다.

운동 효과 : **회전근개 활성화, 흉추 가동화**
늘어나야 하는 부위 : **겨드랑이 안쪽에 위치한 가슴 근육, 흉추**

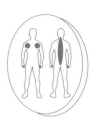

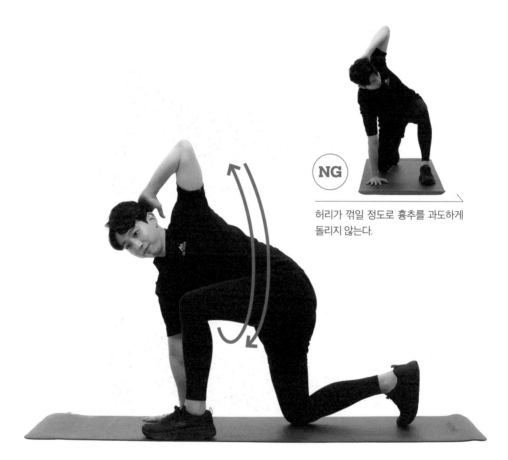

NG

허리가 꺾일 정도로 흉추를 과도하게
돌리지 않는다.

3 왼쪽 팔꿈치를 위로 들어 올리면서 몸통까지 회전시킨다.
4 반대로 팔꿈치를 오른쪽 아래로 내리면서 몸통까지 회전시킨다.
5 왕복 동작을 20회 2세트 실시한다.

폼롤러 위에 누워 팔 돌리기

굽은 등으로 고민하는 사람에게 강력 추천하는 운동이다. 굳은 어깨와 목의 뻣뻣함을 완화할 수 있고 코어 기능을 동시에 활성화시킬 수 있다. 골반 변형에 대한 회복력도 제공한다.

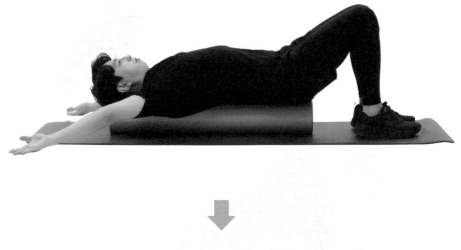

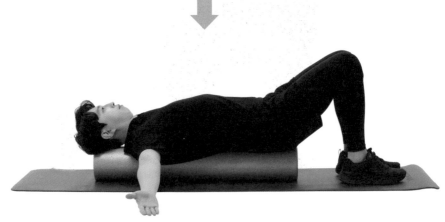

1 폼롤러를 세로로 두고 뒤통수부터 꼬리뼈까지 닿도록 눕는다.

2 양팔을 머리 위로 올려 손등이 바닥에 닿도록 놓는다.

운동 효과 : **소흉근의 동적 스트레칭 및 활성화**
늘어나야 하는 부위 : **겨드랑이 옆쪽 가슴 근육**

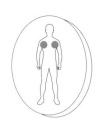

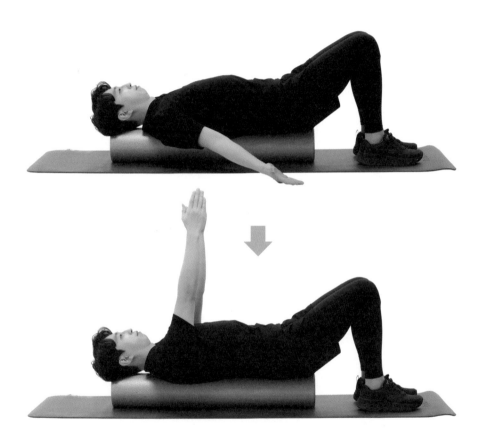

3 바깥쪽으로 큰 원을 그리며 양팔을 허벅지 옆으로 천천히
  내렸다가 양손 끝이 천장을 향하도록 위로 들어 올린다.
4 15회 반복한 후 반대 방향으로도 15회 실시한다.

문쌤's advice

무리 없는 범위 안에서 진행하
고, 통증이 있다면 폼롤러 없이
맨바닥에서 먼저 진행해 보세
요. 이때 바닥에 팔을 붙여서 쓸
어내렸다가 올리면 됩니다.

STRETCHING

목이 뻣뻣하고 **팔**이 아플 때

통증 제로
어깨 스트레칭

팔 벌려 으쓱하기

상부 승모근의 긴장을 떨어뜨리고 활성화하는 운동이다. 머리가 앞으로 이동하는 전방머리증후군, 거북목, 일자목인 사람에게 좋다.

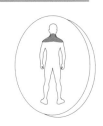

 운동 효과 : **상부 승모근 동적 스트레칭 및 활성화**
늘어나야 하는 부위 : **어깨 위쪽 근육**

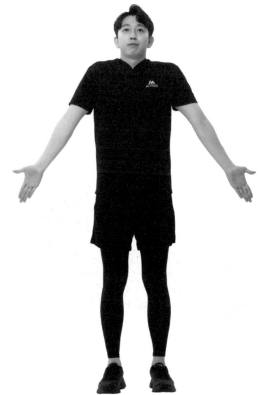

1 바른 자세로 서서 양팔을 쭉 편 뒤 45도 정도 위로 올린다. 이때 손바닥은 펴서 정면을 바라보게 한다.

2 어깨와 귀가 가까워지는 느낌으로 양쪽 어깨를 으쓱하며 올린다.

3 20회 2세트 실시한다.

 문쌤's advice

어깨를 으쓱할 때 팔만 움직이는 것이 아니라 상체가 위쪽으로 올라간다는 느낌으로 올려야 해요.

누워서 손으로 반대쪽 무릎 잡아당기기

어깨 위쪽 근육의 긴장도를 떨어뜨리고 어깨의 가동 범위를 넓힌다. 등의 뻐근함을 제거할 수 있으며 등 위쪽 부분의 유연성을 향상시킨다.

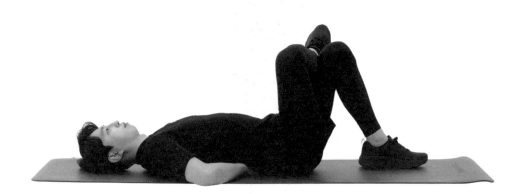

1 바닥에 등을 대고 누운 상태에서 오른손을 뒷짐 지듯 허리 뒤에 넣는다.
2 양쪽 무릎을 세운 뒤 오른쪽 발목을 왼쪽 다리 무릎 위에 얹는다.

운동 효과 : **극하근 정적 스트레칭**

늘어나야 하는 부위 : **견갑골 뒤쪽 근육, 날갯죽지 옆 근육**

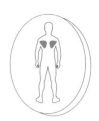

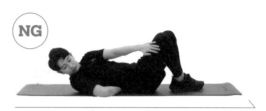

손으로 반대쪽 무릎만 잡아당겨도 극하근이 늘어나기 때문에
무리해서 몸을 돌리지 않는다.

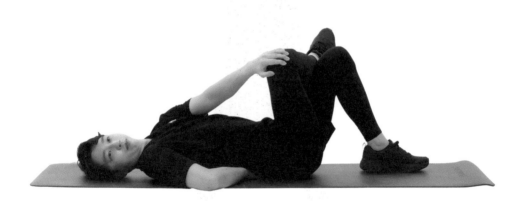

3 왼손으로 오른쪽 무릎을 당기고 15초간 유지한다.

4 반대쪽 다리도 같은 방법으로 실시한다.

몸 앞뒤로 밴드 이동하며 잡아당기기

밴드를 양쪽으로 잡아당기면 어깨 주변부 근육이 수축하면서 활성화된다. 특히 회전근개의 지속적인 활성으로 어깨가 안정화된다. 어깨 손상으로 인해 등과 목 통증을 겪고 있는 사람에게 도움이 되는 동작이다.

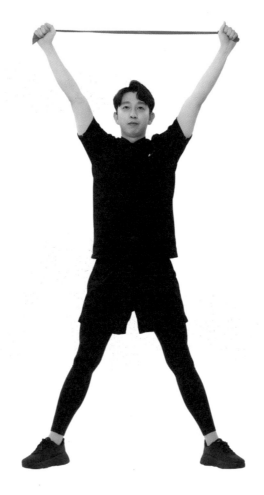

1 양발을 어깨너비보다 넓게 벌리고 선다.

2 양손으로 밴드를 잡아 그대로 머리 위로 올린 후 벌린 다리 너비만큼 양옆으로 잡아당긴다.

운동 효과 : **쇄골하근과 상부 승모근 신경 활성화**
늘어나야 하는 부위 : **어깨 위쪽 근육, 쇄골라인**

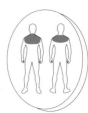

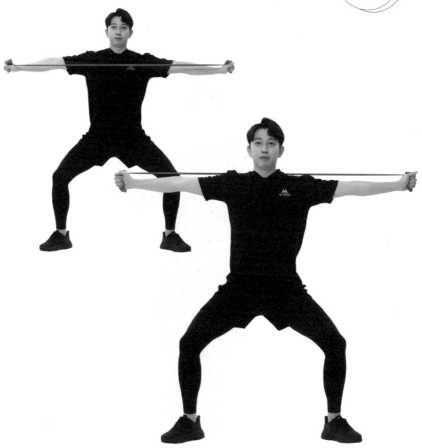

3 무릎을 30도 정도 구부리면서 밴드를 몸 앞으로 내리며 양
옆으로 쭉 잡아당긴다.

4 무릎을 펴면서 양팔을 위로 올려 만세 자세를 취한다.

5 무릎을 다시 30도 정도 구부리면서 밴드를 등 뒤로 보내며
양옆으로 쭉 잡아당긴다.

6 앞뒤 왕복 동작을 20회 반복한다.

 문쌤's advice

밴드를 몸 앞뒤로 내려 당길 때
몸과 머리가 움직이지 않도록 곧
게 유지해야 합니다. 허리가 앞
으로 휘면서 엉덩이가 과도하게
뒤로 빠지지 않도록 엉덩이에
힘을 꽉 주는 것도 잊지 마세요.

벽에 기대 겨드랑이 안쪽 늘이기

어깨가 뻐근해서 팔이 잘 올라가지 않을 때 도움이 되는 운동이다. 겨드랑이 주변 근육과 옆구리 근육을 스트레칭해서 움직임이 부드러워지고, 유연성이 향상된다.

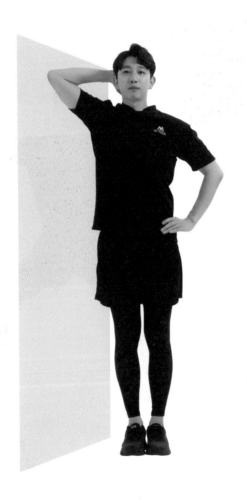

1 오른쪽에 벽을 두고 한 발자국 떨어져 바르게 선다.

2 오른손은 펴서 뒤통수에 대고 오른쪽 팔꿈치를 벽에 댄다. 왼손은 자연스럽게 골반 위에 얹는다.

운동 효과 : **견갑하근 이완**

늘어나야 하는 부위 : **겨드랑이 안쪽 근육**

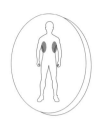

NG

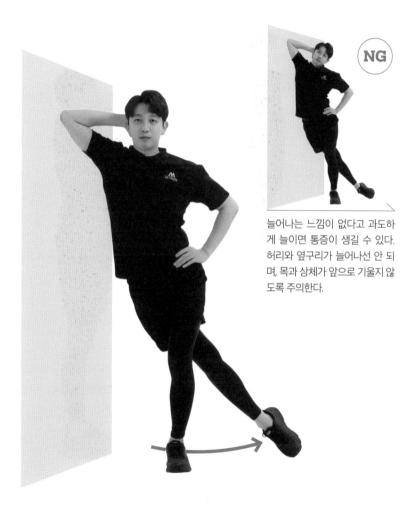

늘어나는 느낌이 없다고 과도하게 늘이면 통증이 생길 수 있다. 허리와 옆구리가 늘어나선 안 되며, 목과 상체가 앞으로 기울지 않도록 주의한다.

3 오른발을 왼쪽 뒤로 쭉 밀면서 10초간 견갑하근이 늘어나는 느낌에 집중한다.

4 5회 반복한 후 반대쪽도 같은 방법으로 실시한다.

양팔로 밴드 잡아당기며 근육 돌리기

견갑골을 원위치로 돌려놓아 어깨관절 주변부 근육의 밸런스를 찾을 수 있다. 굽은 등으로 인해 늘 등이 뻐근한 사람, 어깨가 앞으로 말려서 어깨에 통증이 있는 사람, 오십견이 있는 사람에게 도움이 된다.

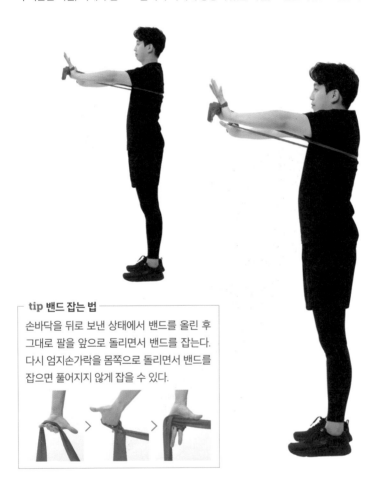

tip 밴드 잡는 법

손바닥을 뒤로 보낸 상태에서 밴드를 올린 후 그대로 팔을 앞으로 돌리면서 밴드를 잡는다. 다시 엄지손가락을 몸쪽으로 돌리면서 밴드를 잡으면 풀어지지 않게 잡을 수 있다.

1 바르게 선 상태에서 등을 감싼 밴드를 양손으로 잡은 후 엄지와 검지 사이로 밴드가 지나가도록 손으로 한 번 감아준다.

2 양팔을 앞으로 쭉 내민 뒤 양발을 어깨너비보다 조금 더 벌린다.

운동 효과 : **견갑골 원위치로 되돌리기**
늘어나야 하는 부위 : **날개뼈 주변 근육**

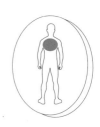

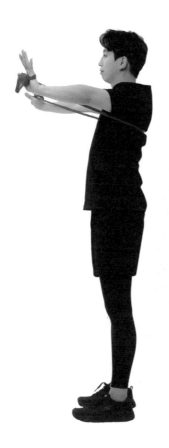
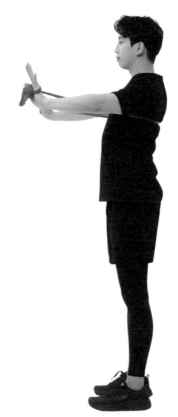

3 팔은 움직이지 않도록 고정시킨 상태에서 양쪽 어깨를
위→뒤→아래→앞으로 원을 그리며 돌려준다.
4 15회 2세트 진행한다.

문쌤's advice

자세가 앞으로 기울거나 목이
앞으로 나가지 않도록 신경 써
야 해요. 동작을 할 때 어깨에
서 소리가 난다면 소리가 나지
않는 범위에서 진행합니다.

215

벽에 팔꿈치 대고 상체 숙이기

어깨를 움직일 때 소리가 나거나 겨드랑이 안쪽이 당기는 사람에게 추천한다. 등이 펴지면서 등 주변 근육과 겨드랑이, 옆구리 근육이 이완된다.

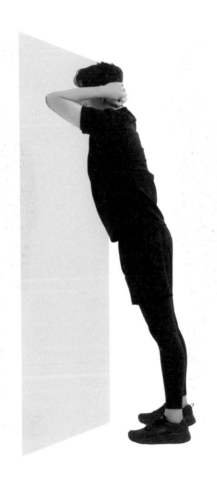

1 벽을 마주 보고 한 발자국 떨어져 바르게 선다.

2 깍지 낀 양손을 뒤통수에 갖다 댄 후 양쪽 팔꿈치를 앞쪽 벽에 댄다.

운동 효과 : **전거근 정적 스트레칭 및 이완**

늘어나야 하는 부위 : **겨드랑이와 갈비뼈 아래 근육**

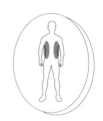

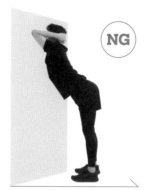

무릎을 편 채 허리를 과도하게 꺾으면 허리 통증을 유발할 수 있으므로 주의한다.

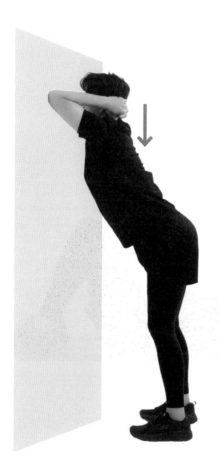

3 갈비뼈 부근의 근육이 늘어나는 느낌에 집중하며 상체를 천천히 숙인다.

  tip 상체를 부드럽게 숙일 수 있도록 무릎을 살짝 굽힌다.

4 10회 2세트 실시한다.

밴드로 감싼 팔꿈치 밀며 근육 늘이기

견갑골의 안정성이 회복되어 팔을 사용할 때 통증이 완화된다. 견갑골의 움직임이 부드러워지며 복부와 어깨관절 주변 근육을 강화시킨다.

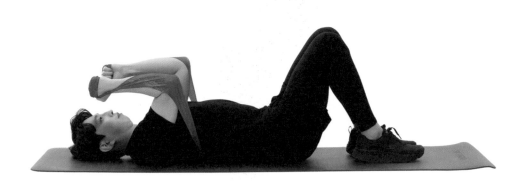

1 바닥에 밴드를 가로로 놓고 그 위에 등을 대고 누운 뒤 양쪽 무릎을 세운다.

2 양손으로 밴드를 잡아 천장으로 쭉 뻗은 후 양쪽 팔꿈치를 90도로 접는다.

   tip 이때 팔꿈치가 밴드로 잘 감싸지도록 한다.

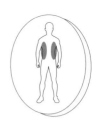

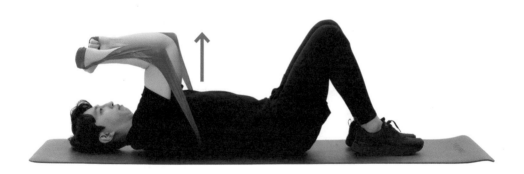

3 양쪽 팔꿈치로 밴드를 위로 밀어낸다.
4 20회씩 3세트 진행한다.

문쌤's advice

팔꿈치를 구부릴 때 90도 각도
를 유지하고, 어깨가 과도하게
사용되지 않도록 주의하세요. 코
어 활성, 즉 복부에 안정성이 없
다면 한쪽 팔씩 해보세요.

STRETCHING

허리 통증 완전히 끊어내는

통증 제로
허리 스트레칭

폼롤러에 누워 바닥에 뒤꿈치 터치하기

허리를 펴주고 구조적인 변형을 막아 척추의 안정성을 회복시켜준다. 척추 주변 근육과 복부의 코어 기능이 향상되며 골반을 교정하는 효과도 뛰어나다.

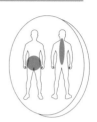

 운동 효과 : **척추의 안정성 회복**

늘어나야 하는 부위 : **복부와 척추 주변부 근육, 사타구니 근육**

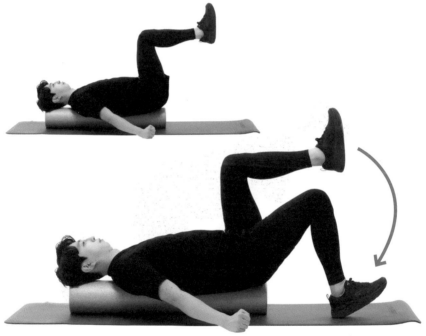

1 바닥에 폼롤러를 세로 방향으로 놓고 그 위에 등을 대고 눕는다.

2 양손은 주먹을 쥐어 자연스럽게 바닥에 대고, 양쪽 무릎은 90도가 되도록 들어 올린다.

3 배에 힘을 주면서 오른쪽 다리를 아래로 내려 발뒤꿈치로 바닥을 살짝 터치하고 다시 들어 올린다.

4 반대쪽 다리도 같은 방법으로 실시한 후 왕복 동작으로 10회씩 5세트 반복한다.

등 둥글게 말고 골반 움직이기

골반을 움직이면서 허리의 원위치를 찾고 커브를 회복하는 운동이다. 척추의 정렬을 돕고 허리와 골반의 유연성을 향상시킨다.

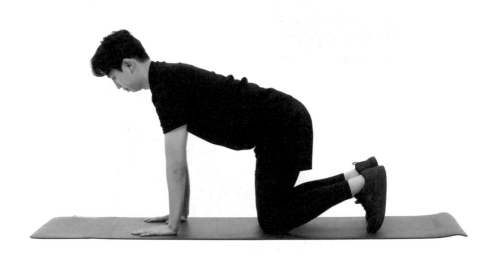

1 양손과 양쪽 무릎, 양쪽 발끝을 바닥에 대고 엎드린다. 이때 어깨 아래에 손목, 고관절 아래에 무릎이 올 수 있도록 자세를 취한다.

운동 효과 : **척추 커브 회복**
늘어나야 하는 부위 : **척추 주변 근육**

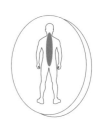

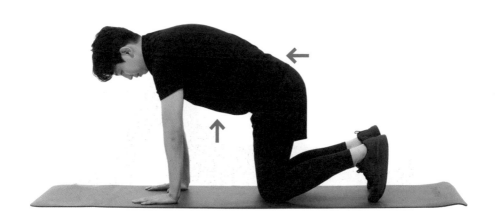

2 등을 둥글게 말아 올린 상태에서 골반을 앞으로 움직여 허리의
중립 위치를 찾는다.

3 5초간 유지한 후 자세를 풀어준다. 10회 반복한다.

 문쌤's advice

동작을 할 때 등의 커브가 무너
지지 않도록 주의하세요.

바닥에 누워 엉덩이 들어 올리기

허리 근육을 안정화시키는 동작이다. 엉덩이 근육과 항문 주변 근육을 강화시켜 요통과 부상을 예방할 수 있다.

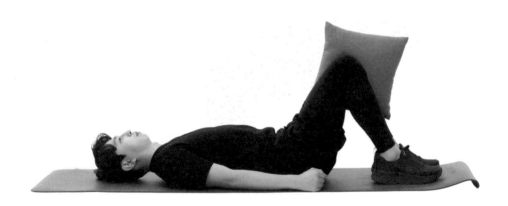

1 바닥에 등을 대고 누운 상태에서 양쪽 무릎을 굽힌다. 무릎 사이에 쿠션을 끼우고, 양손은 주먹을 쥐어 자연스럽게 몸 옆에 놓는다.

운동 효과 : **엉덩이 근육 활성화, 척추 안정화**

늘어나야 하는 부위 : **허리 근육**

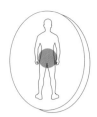

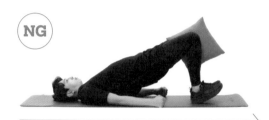

허리와 등 하부 부분이 바닥에서 떨어지지 않아야 한다. 몸을 과하게 들어 올리면 허리에 힘이 들어가 운동 효과가 떨어진다.

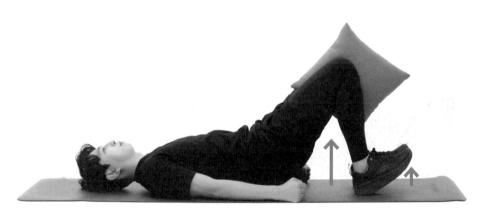

2 쿠션을 조이면서 엉덩이를 들어 올린다.

　　tip 엉덩이를 들어 올릴 때 허리에 힘이 들어가지 않도록 신경 쓴다.

3 앞발을 들어 발뒤꿈치만 바닥에 댄 상태로 30초간 유지한다.

4 10회 반복한다.

엎드려 허리 젖히기

많이 알려진 매켄지 운동으로, 허리 커브를 정상화하는 데 도움이 된다. 특히 일자목 개선과 함께 굽은 등을 펴주는 효과가 있으며 허리 디스크, 목 디스크 치료에도 효과적이다.

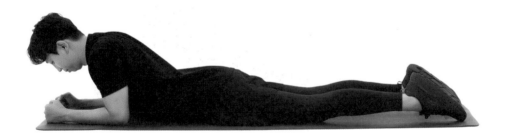

1 바닥에 배를 대고 엎드린 후 양팔은 팔꿈치를 접어 어깨 아래에 놓는다.

226

운동 효과 : **장요근 안정화, 허리 커브 회복**
늘어나야 하는 부위 : **허리 근육**

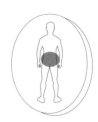

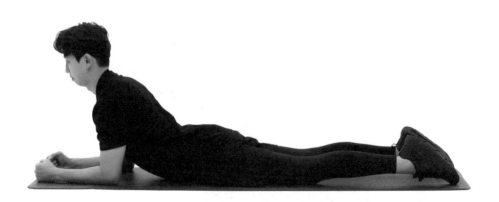

2 머리를 들어 올리며 가슴을 쭉 편다.
　tip 이때 허리 아래쪽에 있는 근육과 신체 전면이 긴장하는 걸
　느낀다.
3 심호흡을 하며 30초간 자세를 유지한 후 10회 반복한다.

 문쌤's advice

동작 시 허리 통증이 심해지면
중단하거나 강도를 약하게 조
절해야 합니다. 동작이 익숙해
지면 손바닥으로 바닥을 밀면서
상체를 일으켜 보세요.

227

누워서 허벅지 당기기

복부의 힘으로 허벅지를 끌어당김으로써 복부 근육 강화는 물론 고관절과 엉덩이 근육을 단련시킬 수 있다. 또 골반의 움직임이 유연해지고 장요근이 활성화되면서 허리 통증이 개선된다.

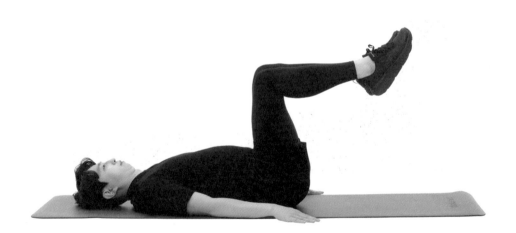

1 바닥에 등을 대고 누운 상태에서 양쪽 무릎이 90도가 되도록 들어 올린다. 양손은 펴서 자연스럽게 바닥에 댄다.

운동 효과 : **장요근 활성화**

늘어나야 하는 부위 : **골반 주변 근육**

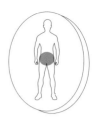

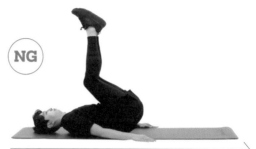

NG

엉덩이를 너무 높이 들어 올리지 않는다. 어깨가 들리고 무릎이 펴지면 다른 운동이 될 수 있으므로 주의한다.

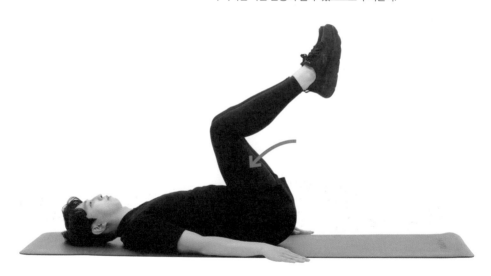

2 허리가 뜨지 않도록 복부에 힘을 주면서 양쪽 허벅지를 가슴 쪽으로 끌어당긴다.

3 10회씩 3세트 반복한다.

누워서 밴드 걸어 다리 들어 올리기

허벅지 뒤쪽이 뻣뻣하고 허리 통증이 있는 사람에게 추천한다. 허벅지와 종아리, 즉 하체 후면 근육을 발달시키는 데 도움이 된다.

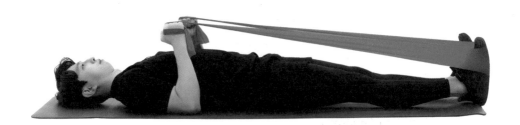

1 바닥에 앉은 상태에서 양손으로 밴드를 감아쥔 후 밴드 가운데 부분을 오른쪽 발바닥으로 누르며 등을 대고 눕는다.

2 밴드를 당기면서 양쪽 팔꿈치를 90도로 만들어 옆구리에 고정시킨다.

운동 효과 : **햄스트링 스트레칭 및 활성화**

늘어나야 하는 부위 : **허벅지 뒤쪽 근육, 종아리 근육**

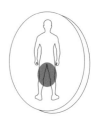

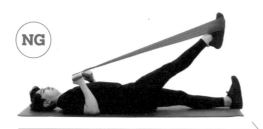

NG

다리를 올리고 내릴 때 발목이 펴지지 않도록 주의한다. 발목
이 펴지면 허리가 과도하게 뜨게 된다.

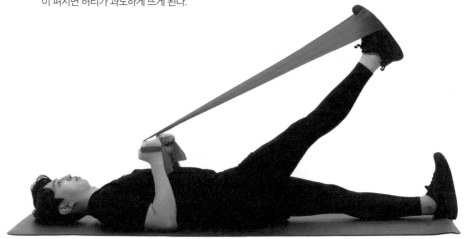

3 발목이 90도가 되도록 유지하면서 오른쪽 다리를 들어 올렸다가 내린다.

4 허벅지 뒤쪽 근육이 당겨지는 걸 느끼면서 다리 올리고 내리기를 20회 반복한다.

5 반대쪽 다리도 같은 방법으로 실시한 후 3세트 반복한다.

STRETCHING

틀어진 **골반** 잡고 찌릿함 없애는

통증 제로
골반 & 고관절
스트레칭

폼롤러 잡고 몸 활처럼 기울이기

척추, 복부, 허벅지 바깥쪽을 스트레칭하는 동시에 고관절의 불균형을 개선한다. 고관절 바깥쪽 통증을 완화하는 데도 도움이 된다.

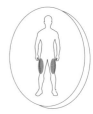

 운동 효과 : **대퇴근막장근 이완**
늘어나야 하는 부위 : **허벅지 옆 근육**

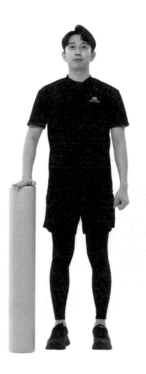
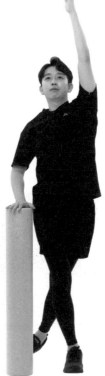

1 바른 자세로 서서 세로로 세운 폼롤러를 오른손 손바닥으로 짚는다.

2 왼팔은 쭉 편 상태로 머리 위로 들어 올려 오른쪽으로 최대한 넘기고, 왼쪽 다리는 폼롤러 뒤쪽으로 쭉 뻗어 몸이 활처럼 휘도록 만든다.

3 왼쪽 허벅지 바깥쪽 근육이 이완되는 것을 느끼며 10초간 유지한다.

4 3회 반복한 후 반대쪽도 같은 방법으로 실시한다.

네발 자세에서 고관절 내렸다 올리기

단단하게 경직된 골반을 부드럽게 회전하도록 돕는다. 허벅지 안쪽 근육이 풀리고 고관절의 가동 범위가 넓어진다.

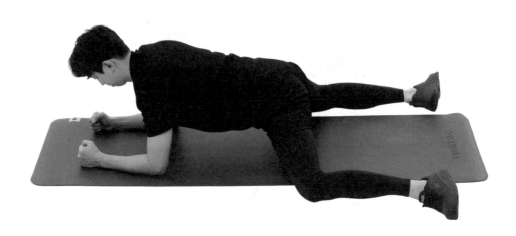

1 양쪽 팔꿈치와 양쪽 무릎을 바닥에 대고 엎드린 후 두 팔은 어깨너비로, 양쪽 무릎은 최대한 넓게 벌린다.

234

운동 효과 : **고관절 가동성 향상**
늘어나야 하는 부위 : **고관절 주변 근육**

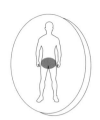

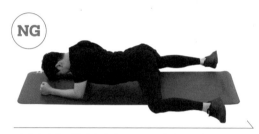

허리가 아래로 휘어지지 않도록 복부에 힘을 준다.

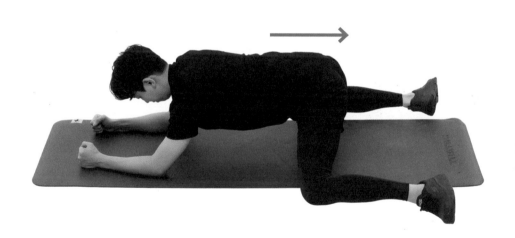

2 골반의 중립을 유지하며 엉덩이를 발뒤꿈치 쪽으로 천천히
　밀었다가 되돌아온다.

3 10회씩 2세트 실시한다.

 문쌤's advice

허리와 골반은 중립을 유지한
상태로 고관절만 움직이며, 통
증이 없는 범위 내에서만 진행
합니다. 어깨 통증이 생길 경우
중지하세요.

235

옆으로 누워 무릎 앞으로 내리기

변형된 클램셸 운동으로, 골반의 안정성과 엉덩이관절을 회전시키는 움직임 회복에 좋다. 골반과 고관절은 물론 다리 전반에 걸친 구조적인 변형을 예방하는 데 도움을 준다.

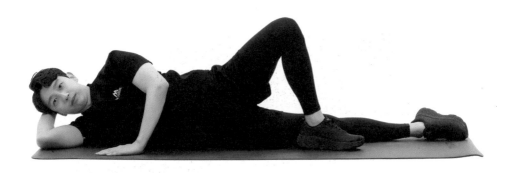

1 오른팔로 머리를 받치고 옆으로 눕는다. 왼손은 손바닥을 펴서 가슴 앞에 자연스럽게 내려놓는다.
2 오른쪽 다리는 쭉 펴고 왼쪽 다리는 무릎을 세운 뒤 오른쪽 다리 앞에 위치시킨다.

운동 효과 : **고관절 외회전 근육 활성화**
늘어나야 하는 부위 : **엉덩이 근육**

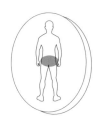

 문쌤's advice

무릎을 앞으로 내릴 때 몸이 앞
쪽으로 넘어가지 않도록 중심을
잘 잡아야 해요.

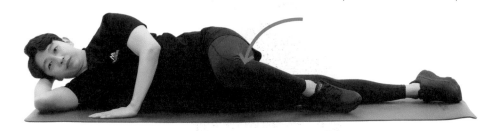

2 왼발이 바닥에서 떨어지지 않도록 고정한 상태에서 무릎을 앞으로 내려 엉덩이 근육에 힘이
들어가는 것을 느낀다.
tip 인어공주처럼 다리를 모은 상태에서 다리를 벌리거나 밴드로 발목을 묶으면 동작을 더욱 강
화할 수 있다.

3 20회씩 3세트 실시한 후 반대쪽도 같은 방법으로 실시한다.

양쪽 무릎 좌우로 넘기기

골반과 고관절을 동시에 활성화시킬 수 있는 동작으로, 뻣뻣하게 경직된 고관절을 풀어 유연성 신장에 도움을 준다. 골반이 비틀리거나 변형되는 것을 바로잡는 데 효과가 뛰어나다.

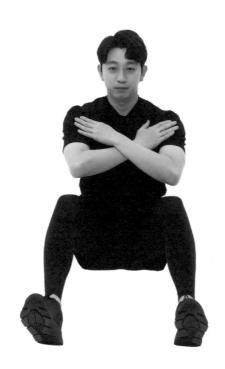

1 바닥에 앉아 양쪽 무릎을 굽힌 후 골반 너비로 다리를 벌린다. 양손은 교차해 어깨 위에 가볍게 얹는다.

238

운동 효과 : **고관절 가동성 회복**

늘어나야 하는 부위 : **고관절 주변 근육, 엉덩이 위에 있는 근육**

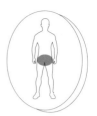

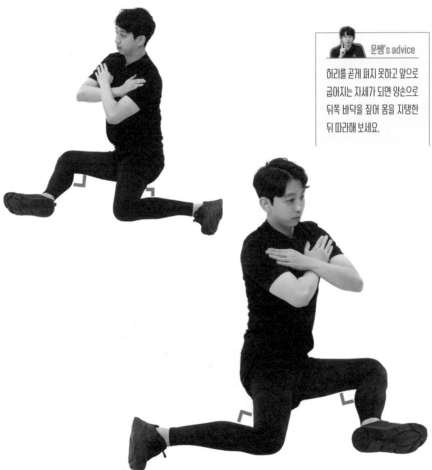

문쌤's advice

허리를 곧게 펴지 못하고 앞으로
굽어지는 자세가 되면 양손으로
뒤쪽 바닥을 짚어 몸을 지탱한
뒤 따라해 보세요.

2 두 다리를 동시에 오른쪽으로 눕힌다. 이때 양쪽 무릎은 90도로 굽힌 상태를 유지한다.

3 연이어 두 다리를 왼쪽으로 눕힌다. 이때도 양쪽 무릎은 90도로 굽힌 상태를 유지한다.

4 좌우로 무릎 넘기기를 10회 반복한다.

누워서 한쪽 골반 들어 올리기

골반을 바른 위치로 되돌리는 운동이다. 엉덩이 부위의 수축을 느끼면서 한쪽 골반을 위로 들어 올림으로써 한쪽으로 회전되는 변형을 막을 수 있다. 동시에 무릎 비틀림과 통증도 완화된다.

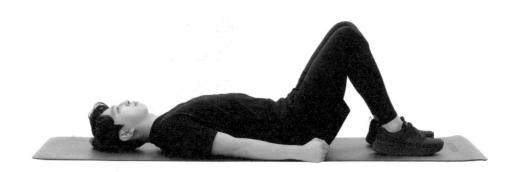

1 등을 대고 바닥에 누운 뒤 양쪽 무릎을 세운다. 양손은 주먹을 쥐어 엉덩이 옆 바닥에 댄다.

운동 효과 : **골반의 회전 변형 개선**

늘어나야 하는 부위 : **골반 주변 근육, 엉덩이 근육**

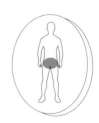

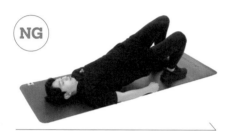

등과 허리까지 들어 올려선 안 된다. 척추 기립근이 과도하게 수축될 수 있다. 허리가 아닌 엉덩이의 자극을 충분히 느끼면서 움직인다.

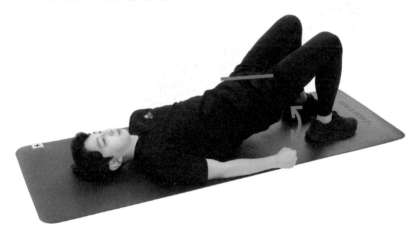

2 엉덩이에 힘을 주면서 골반을 들어 올린다.

3 왼쪽 골반을 고정한 상태에서 오른쪽 골반만 위로 들어 올렸다 내린다.

4 10회 반복한 후 반대쪽 골반도 같은 방법으로 실시한다.

허리에 폼롤러 올리고
다리 들어 올렸다 내리기

수축한 허리 주변 근육의 경직을 풀어주고, 허리의 안정성을 되찾는 데 도움이 된다. 허리 통증이 있거나 골반을 움직이기가 불편한 사람에게 좋은 동작이다.

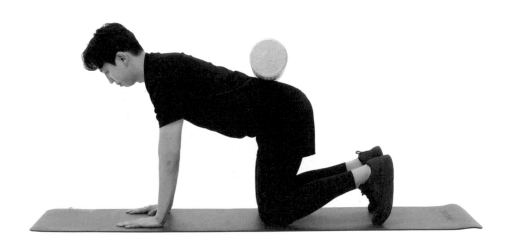

1 양손과 양쪽 무릎을 바닥에 대고 엎드린 후 폼롤러를 허리와 골반이 만나는 지점에 가로로 올려놓는다.

운동 효과 : **허리와 골반 안정화**

늘어나야 하는 부위 : **허리와 골반 주변 근육**

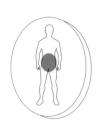

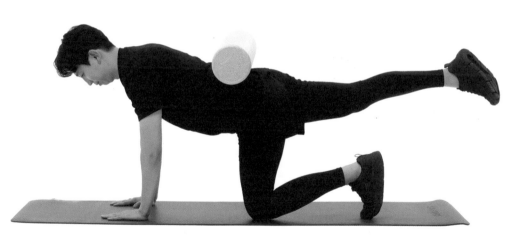

2 왼쪽 다리는 고관절과 무릎이 90도인 상태를 유지하고 오른쪽
　 다리는 천천히 뒤로 쭉 편다.

3 20회씩 2세트 실시한 후 반대쪽도 같은 방법으로 실시한다.

문쌤's advice

허리가 과도하게 앞으로 꺾이지
않도록 주의하세요. 운동을 수행
하기 어렵다면 다리를 쭉 뻗되
허리 높이가 아니라 자신이 올
릴 수 있는 만큼만 올려보세요.

243

STRETCHING

무릎 통증 해결하고
관절 부상 예방하는

통증 제로
무릎 스트레칭

발등 당겨 다리 들어 올리기

허벅지 안쪽 근육과 바깥쪽 근육의 불균형을 해소해 무릎 통증을 완화할 수 있다. 무릎과 다리 전체의 안정성도 향상시킨다.

운동 효과 : **대퇴사두근 활성화**

늘어나야 하는 부위 : **허벅지 앞쪽 근육, 고관절 앞쪽 근육**

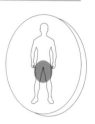

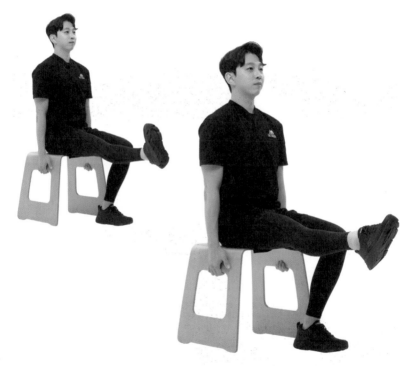

1 의자에 앉은 후 양손으로 의자를 잡아 허리와 골반을 바로 세운다.

2 오른쪽 다리를 곧게 편 상태로 발등을 몸쪽으로 당긴 후 천천히 들어 올렸다 내리기를 10회 반복한다.

3 이번에는 발목을 쭉 편 상태로 천천히 들어 올렸다 내리기를 10회 반복한다.

4 반대쪽 다리도 같은 방법으로 실시한다.

245

밴드 걸어 하늘자전거 타기

허벅지 근육이 교대로 수축하면서 무릎관절에 불균형적으로 걸리던 스트레스가 줄어 통증이 완화된다. 몸통의 안정성이 향상되고 밴드의 저항으로 무릎 주변의 근력이 강화된다.

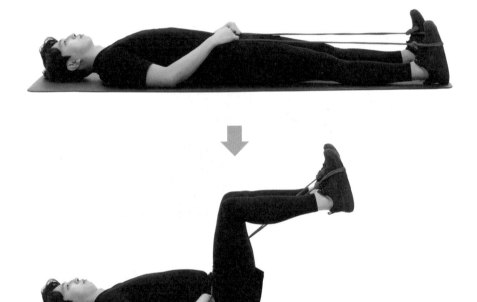

1 밴드 양 끝에 고리를 만든 후 각 고리에 양발을 걸고 양손으로 밴드를 잡아 그대로 눕는다.
2 밴드를 잡아당기며 양쪽 무릎을 90도로 굽히고 밴드를 잡은 양손은 골반 옆에 위치시킨다.

운동 효과 : **대퇴사두근과 장요근 활성화, 허리 안정화**
늘어나야 하는 부위 : **허벅지 근육, 관절 주변 근육**

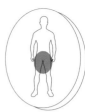

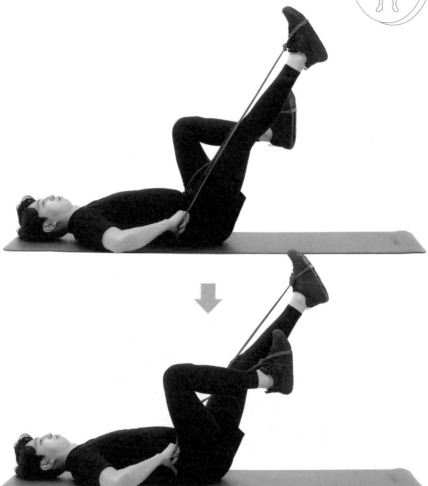

3 두 발의 발목을 몸쪽으로 당기고 살짝 바깥으로 향하게 한 후
  자전거를 타듯이 무릎을 폈다 구부린다.

4 30회 반복한다.

문쌤's advice

허리와 골반의 움직임이 과하지
않도록 복부에 힘을 주고, 무릎이
완전히 펴지지 않도록 주의하
세요.

247

엉덩이 든 상태에서 다리 들어 올리기

누워서 엉덩이를 들어 올림으로써 무릎에 직접 걸리는 하중을 줄이고, 서 있는 자세에서 활성화될 수 있는 근육들을 단계적으로 강화할 수 있다.

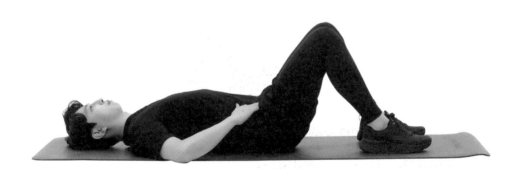

1 등을 대고 바닥에 누운 뒤 양쪽 무릎을 세운다.

2 양손은 펴서 골반 위에 올린 후 허리에 힘이 들어가지 않도록 복부를 바닥으로 누른다.

운동 효과 : **무릎 안정성 향상, 골반 회전 저항성 강화**
늘어나야 하는 부위 : **허벅지 바깥쪽 근육, 엉덩이 근육**

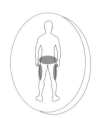

NG

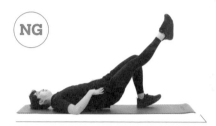

골반이 한쪽으로 치우치지 않도록 엉덩이 근육을
꽉 붙잡는다.

tip

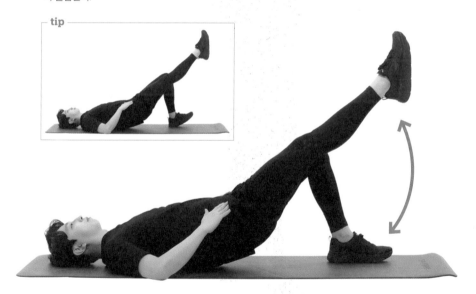

3 엉덩이 근육의 수축을 이용해 골반을 들어 올린 상태에서 오른쪽 다리를 쭉 펴 왼쪽 무릎 높이
까지 들어 올린다.

    tip 엉덩이 근육의 자극을 느끼기 어렵다면 왼발의 발뒤꿈치만 바닥에 댄 상태에서 동작을 한다.

4 골반을 든 상태를 유지하면서 왼쪽 다리를 들어 올린다.

5 골반을 든 자세에서 교대로 다리 들어 올리기를 20회 반복한다.

밴드 밟으며 좌우로 움직이기

무릎관절을 잡아주는 무릎 양쪽 근육들을 단련해 안정성을 향상시킨다. 무릎을 구부리고 펴는 데 중요한 무릎뼈의 움직임이 부드러워지며 통증도 예방할 수 있다.

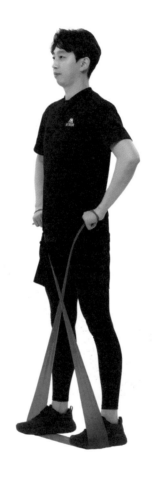

1 밴드를 바닥에 가로로 놓고 그 위에 양발을 올려 골반 너비로 벌리고 선다.

2 양손으로 밴드를 엇갈려 잡은 후 골반 옆에 위치시킨다.

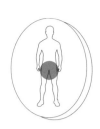

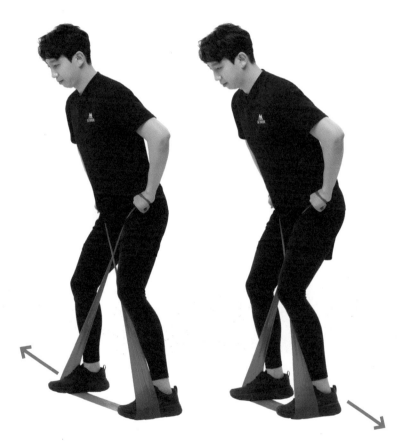

3 무릎과 고관절을 30도 정도 구부린 후 왼쪽으로 5걸음, 오른
쪽으로 5걸음 움직인다.

4 왕복 동작으로 5세트 실시한다.

문쌤's advice

허리를 과도하게 앞으로 숙이거
나 뒤로 젖히지 않도록 중립을
유지하면서 동작을 해야 해요.

엎드려 발등으로 폼롤러 누르기

낮은 강도에서 무릎관절 주변 근육의 활성을 끌어올리는 동작이다. 허벅지 뒤쪽 근육과 오금근을 강화해 다리 전반의 힘을 길러준다.

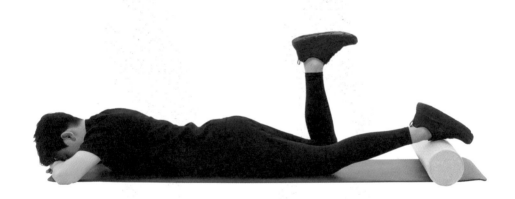

1 바닥에 엎드린 후 양손을 모아 손등에 이마를 댄다.
2 폼롤러 위에 양발의 발등을 올린 후 오른쪽 다리만 90도로 무릎을 접는다.

운동 효과 : **대퇴사두근, 슬개건, 오금근 활성화**

늘어나야 하는 부위 : **허벅지 뒤쪽 근육**

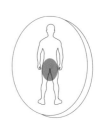

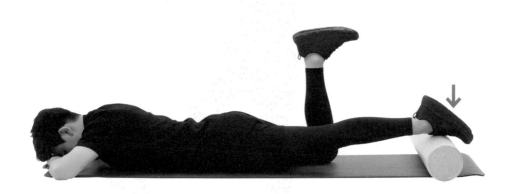

3 왼발의 발등으로 폼롤러를 누르면서 무릎이 바닥에서 떨어
지도록 허벅지에 힘을 준다.

4 반대쪽 다리도 같은 방법으로 20회씩 3세트 실시한다.

문쌤's advice

허리에 통증이 있다면 아랫배
에 쿠션이나 베개를 놓고 진행
해 보세요.

한발 들고 의자에 앉았다 일어서기

무릎관절 손상과 통증 회복의 마지막 단계에서 해야 하는 중요한 동작이다. 한쪽 다리에 체중을 실으면 근육이 천천히 늘어나 무릎관절의 안정성이 향상된다.

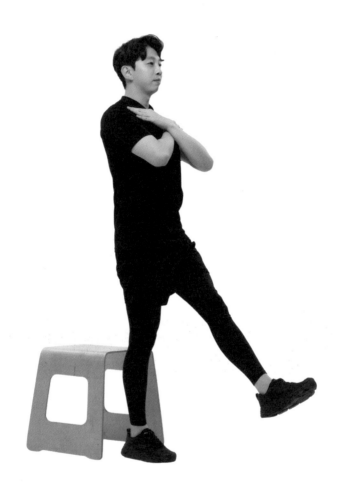

1 의자를 뒤에 두고 바르게 선다. 양손은 교차해 어깨 위에 얹고, 왼쪽 다리를 든다.

운동 효과 : **대퇴사두근과 슬개건 강화**
늘어나야 하는 부위 : **무릎 주변 근육, 허벅지 근육 전반**

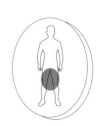

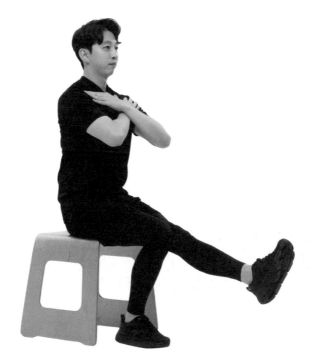

2 오른쪽 다리로 천천히 의자에 앉은 뒤 반동을 최대한 억제
　하면서 다시 천천히 일어난다.

3 일정한 속도를 유지하며 10회 반복한 후 반대쪽 다리도 같
　은 방법으로 실시한다.

 문쌤's advice

앉을 때 다리와 엉덩이 힘을 끝
까지 유지하고, 무릎이 안쪽으로
모이거나 바깥쪽으로 벌어지지
않도록 주의하세요. 일어서기가
힘들다면 두 발로 일어서고 앉
기만 한 발로 해보세요.

엎드려서 무릎 굽혀 다리 들기

앉을 때 다리가 많이 벌어지거나 걸음걸이가 팔자인 사람, 골반이 뒤로 넘어간 사람에게 좋은 운동이다. 중둔근의 내회전 기능을 활성화할 수 있으며, 무릎관절의 가동 범위를 넓혀 무릎 통증을 예방한다.

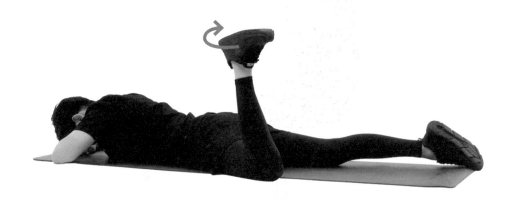

1 바닥에 엎드린 후 양손을 모아 손등에 이마를 댄다.
2 왼쪽 다리를 옆으로 벌리고 무릎을 구부린 후 발뒤꿈치를 몸 안쪽으로 회전시킨다.

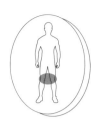

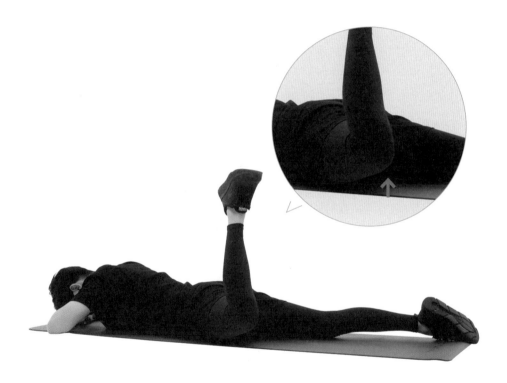

3 왼쪽 다리를 위로 들어 올려 3초간 버틴다.

4 10회 반복한 후 반대쪽 다리도 같은 방법으로 실시한다.

문쌤's advice

허리와 고관절에 불편함이 느껴진다면 강도와 범위를 줄여보세요. 남자의 경우 골반의 형태로 인해 고관절을 내회전하는 범위가 상대적으로 작으니 무리해서 움직이지 마세요.

257

STRETCHING

손목이 시큰거리고 아플 때

통증 제로
팔 & 손목 스트레칭

주먹 쥐어 아래로 내리기

손목 건초염이 생겼을 때 도움되는 스트레칭이다. 손목에서 엄지로 이어지는 힘줄을 부드럽게 늘여 움직임에 대한 저항성이 커지며 통증이 줄어든다. 힘줄을 바른 방향으로 재배열하는 데 효과적이다.

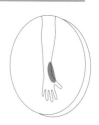

 운동 효과 : **장무지외전근과 단무지신근 기능 회복**

늘어나야 하는 부위 : **엄지손가락에서 손목으로 이어지는 힘줄**

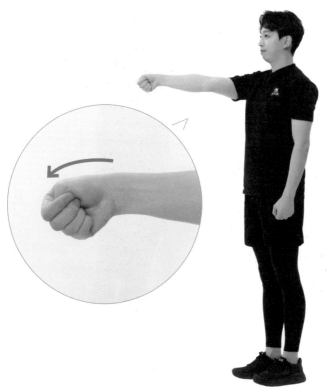

1 엄지손가락을 손바닥 쪽으로 내린 후 주먹을 쥔다.

2 새끼손가락 방향으로 주먹을 천천히 내려 30초간 유지한다.

3 3회 반복한 후 반대쪽 손도 같은 방법으로 실시한다.

 문쌤's advice

너무 강하게 내리거나 한 번에 여러 번 반복하면 건초염 증상이 심해질 수 있기 때문에 최대한 부드럽게 스트레칭하세요.

손가락 배꼽 쪽으로 당기기

엄지손가락 주변 근육의 경직을 풀면 손목의 움직임도 편해진다. 손목 근력이 강화될 뿐 아니라 손목 통증과 손목 건초염을 예방할 수 있다.

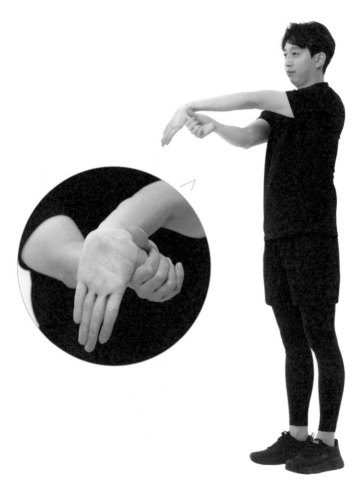

1 바른 자세로 서서 왼팔을 앞으로 쭉 뻗은 후 손바닥을 위로 향하게 한다.
2 오른손으로 왼손 엄지손가락을 잡은 후 배꼽 쪽으로 서서히 당겨 10초간 유지한다.

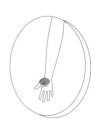

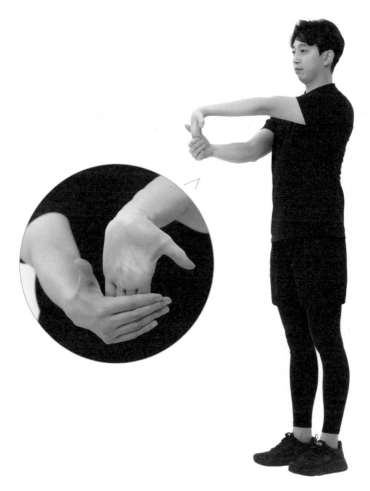

3 이번에는 오른손으로 왼손 네 손가락을 잡은 후 배꼽 쪽으로 서서히 당겨 10초간 유지한다.
4 10회 반복한 후 반대쪽 손도 같은 방법으로 실시한다.

수건 당기며 엄지손가락 밖으로 돌리기

아래팔을 밖으로 돌려주는 동작을 통해 원회내근을 이완시키고, 외회전하는 근육에 활성을 불러일으킨다. 팔꿈치 통증은 물론 어깨와 등이 안쪽으로 말리는 것을 막아준다.

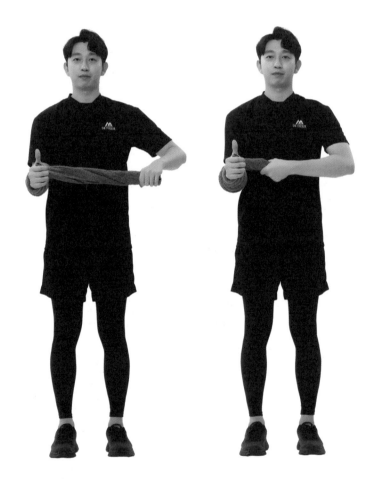

1 오른손으로 수건의 끝부분을 잡고 왼손으로 반대쪽 끝부분을 잡는다. 이때 엄지손가락만 위로 향하게 한다.
2 왼손으로 잡은 수건을 오른쪽 팔뚝 바깥쪽에서 안쪽으로 타이트하게 감는다.

운동 효과 : **원회내근 강화**

늘어나야 하는 부위 : **아래팔 뒤집는 근육**

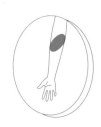

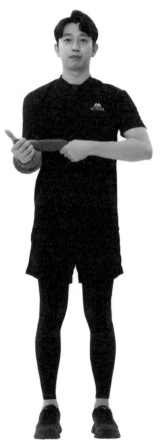

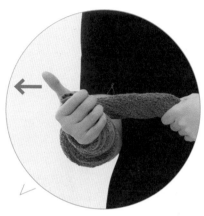

3 왼손으로 수건을 당기면서 오른손 엄지손가락을 반대 방향으로
천천히 밀어준다.

4 10회씩 3세트 반복한 후 반대쪽 손도 같은 방법으로 실시한다.

문쌤's advice

팔꿈치가 흔들리지 않도록 잘 고
정하고, 어깨의 수평을 유지한
상태로 진행합니다. 이때 어깨
에 통증이 생기면 당기는 강도
를 줄이세요.

손목 꺾으며 뼈 밀어 올리기

손목의 움직임을 회복하는 스트레칭이다. 밀려난 손바닥뼈를 원위치로 돌려놓으며, 좁아진 손목터널의 공간을 확보해 힘줄에 걸리는 스트레스를 줄여준다.

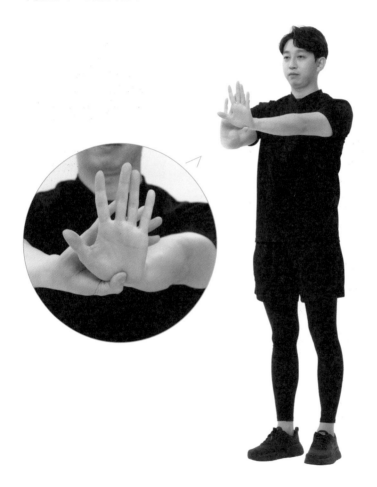

1 바른 자세로 서서 왼팔을 앞으로 쭉 뻗은 후 손바닥이 정면을 향하게 한다.

2 왼쪽 손목을 아래로 꺾었을 때 손바닥 두덩 사이의 움푹 들어가는 곳에 오른손 엄지손가락을 갖다 댄다.

운동 효과 : **손목관절의 구조 정상화**

늘어나야 하는 부위 : **손목관절 주변 근육**

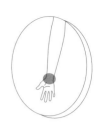

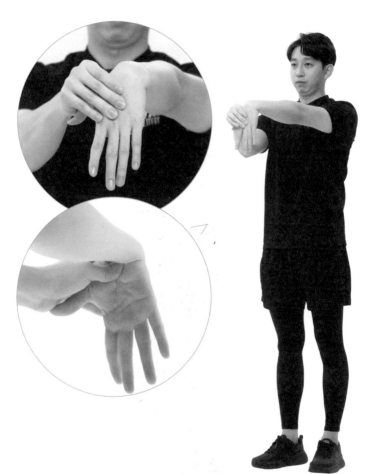

3 오른손 네 손가락으로 왼손의 손등을 아래로 내리면서 오른손
　엄지손가락은 손등 쪽으로 밀어준다.

4 15회 반복한 후 반대쪽 손도 같은 방법으로 실시한다.

문쌤's advice

누르기보다 밀어서 올려준다는
느낌으로 해야 해요. 너무 강한
힘으로 누르면 통증이 나타날 수
있으니 주의하세요.

265

주먹 쥐었다 펴며 손목 꺾기

손목과 손가락을 정상화시키는 동작이다. 손목과 손가락의 움직임을 통해 아래팔 근육의 기능을 회복시키고, 팔뚝 통증을 완화한다.

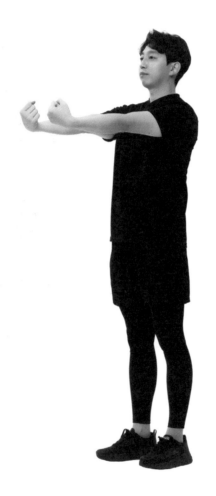

1 바른 자세로 서서 손바닥이 위를 향하게 양팔을 앞으로 쭉 뻗는다.
2 양손을 주먹 쥔 후 손목을 구부려 몸쪽으로 당긴다.

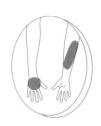

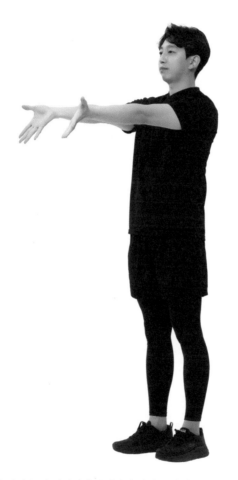

3 양쪽 손바닥을 쫙 펼치면서 손가락이 아래로 향하게 손등을
꺾는다.
4 15회 반복한다.

 문쌤's advice

주먹을 쥐고→손목을 구부리고
→손바닥을 펴고→손목을 펴줍
니다. 이 순서가 중요하므로 반
드시 지켜서 실시하세요. 너무
강하게 움직여서 소리가 나거
나 저림이 생기면 중단해야 합
니다.

STRETCHING

종아리가 당기고 **발목**이 아플 때

통증 제로
종아리 & 발목
스트레칭

발 앞꿈치 벽에 대고 무릎 구부리기

발목의 안정성을 키우는 데 효과적인 스트레칭이다. 종아리 근육을 강화시켜
보행 시 발목 불안을 없애고 발목이 접질리는 것을 막아준다.

운동 효과 : **비복근 이완**

늘어나야 하는 부위 : **종아리 근육, 무릎 뒤 근육**

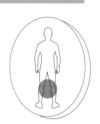

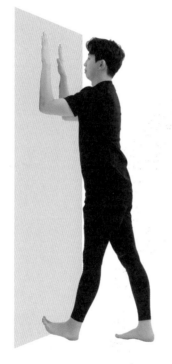

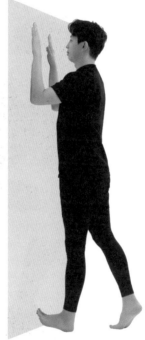

1 벽을 마주 보고 선 뒤 왼쪽 발뒤꿈치를 바닥에 고정하고 앞꿈치는
　벽에 댄다. 양손의 손바닥부터 팔꿈치까지 벽에 댄다.

2 몸이 흔들리지 않도록 손바닥으로 지지하면서 오른쪽 발뒤꿈치를
　최대한 들어 올린다.

3 종아리 근육이 늘어나는 것을 느끼며 10초간 유지한다.

4 반대쪽도 같은 방법으로 실시한다.

문쌤's advice

무릎을 펴고 해야 비복근을 늘일
수 있어요. 처음부터 무리하게
근육을 늘이기보다 천천히 체중
을 실어가면서 버티며 늘이는
게 중요해요.

269

무릎 구부리고 발뒤꿈치 들기

발목 통증을 해소하고 전신의 혈액순환을 돕는다. 발바닥, 발목, 종아리, 정강이 근육의 균형을 잡아주고 발목관절의 안정성 향상에 도움이 된다.

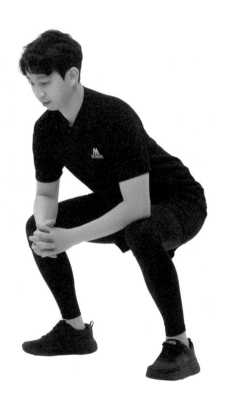

1 양발을 어깨너비보다 넓게 벌리고 바르게 선다.

2 무릎이 90도가 될 때까지 천천히 자세를 낮춘다. 이때 양쪽 팔꿈치를 무릎 위에 올려 상체를 지지해 주고, 허리와 골반의 중립을 유지한다.

운동 효과 : **가자미근 활성화**

늘어나야 하는 부위 : **종아리 근육, 발바닥 근육**

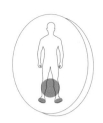

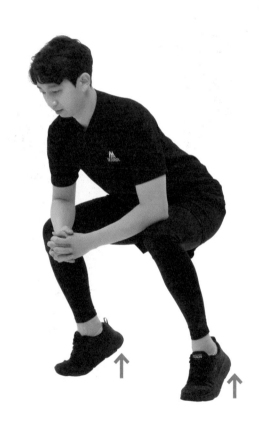

3 양쪽 발의 앞꿈치에 체중을 실으면서 발뒤꿈치를 들어 올린다.

4 종아리 근육의 활성을 느끼며 20회 반복한다.

문쌤's advice

허리와 무릎 앞쪽에 통증이 발생
하면 횟수와 강도를 줄여보세요.

무릎 구부리고 발 뒤로 뻗기

허벅지와 종아리 근육이 활성화되고 발목의 움직임이 편해진다. 발목관절의 안정성이 회복되어 신체
전반의 균형성을 높여준다.

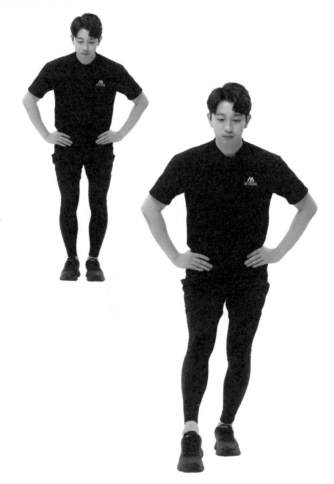

1 양발을 어깨너비로 벌리고 서서 무릎을 살짝 구부린다. 양손은 골반에 갖다 댄다.

2 오른발의 발끝을 12시 방향으로 쭉 밀었다가 돌아온다.

    tip 몸통이 흔들리지 않는 선에서 최대한 다리를 쭉 뻗는다.

운동 효과 : **비복근 활성화, 발목 안정성 회복**

늘어나야 하는 부위 : **허벅지 근육, 종아리 근육, 발목 주변 근육**

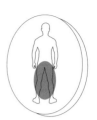

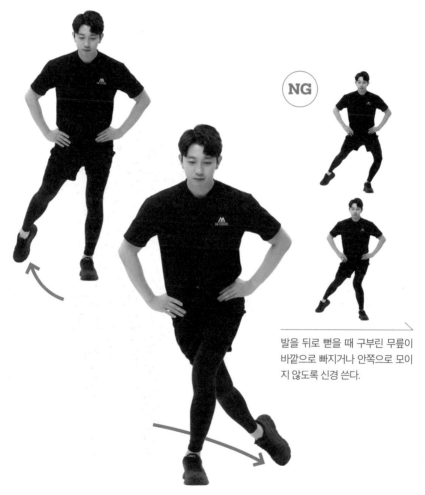

NG

발을 뒤로 뻗을 때 구부린 무릎이 바깥으로 빠지거나 안쪽으로 모이지 않도록 신경 쓴다.

3 4시 방향, 8시 방향으로 오른발 발끝을 밀었다가 돌아온다.

4 12시 방향, 4시 방향, 8시 방향을 한 세트로 8회씩 2세트 실시한다.

5 반대쪽 다리도 같은 방법으로 실시한다.

엄지발가락과 새끼발가락으로 서기

발코어 운동이다. 발바닥 내재근의 활성을 도와주고, 무너진 발아치의 회복에 도움이 된다. 발의 피로를 해소하는 데도 좋다.

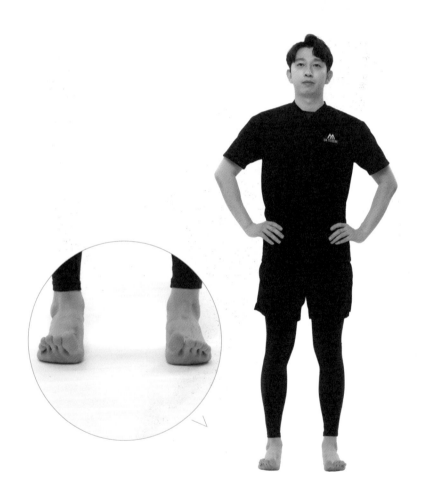

1 양발을 어깨너비로 벌리고 선다.
2 양쪽 발가락을 모두 들어 올려 발뒤꿈치와 앞꿈치로 선다.

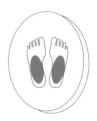

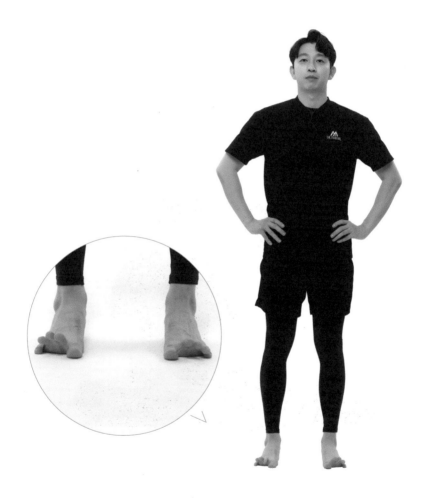

3 먼저 양발의 엄지발가락을 내리고 이어서 새끼발가락을 내린다.

4 발 모양을 유지하며 10초간 버틴다. 5회 반복한다.

275

엄지발가락으로 밴드 밀기

종아리 근육을 늘이고 발바닥의 활성도를 높이는 데 뛰어난 운동이다. 엄지발가락은 물론 발바닥 근육, 종아리 근육까지 강화시킨다.

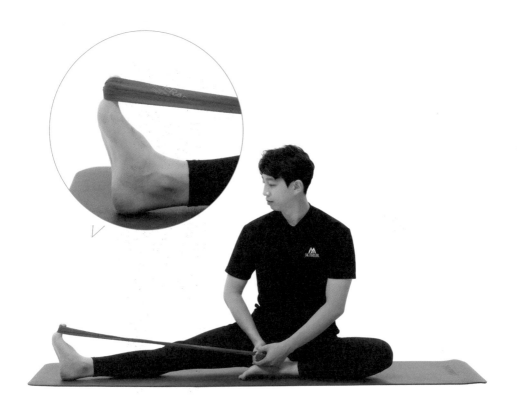

1 오른쪽 다리를 쭉 펴고 앉는다.
2 밴드를 오른발 엄지발가락에 걸고 양손으로 잡는다.

운동 효과 : **짧은엄지발가락굽힘근과 족저근막 활성화**

늘어나야 하는 부위 : **종아리 근육, 발바닥 근육, 엄지발가락**

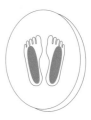

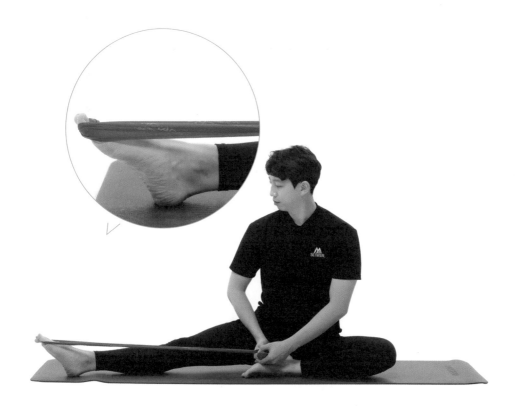

3 엄지발가락을 구부리지 않은 상태 그대로 밴드를 민다.

4 10회 반복한 후 반대쪽 발도 같은 방법으로 실시한다.

문쌤's advice

발가락이 버틸 수 있는 강도로
밴드의 저항을 유지합니다.

부록

평생 통증 없는 몸을 만드는
특별한 루틴
하루 5분 건강 레시피

두통에서 벗어나는
건강 레시피

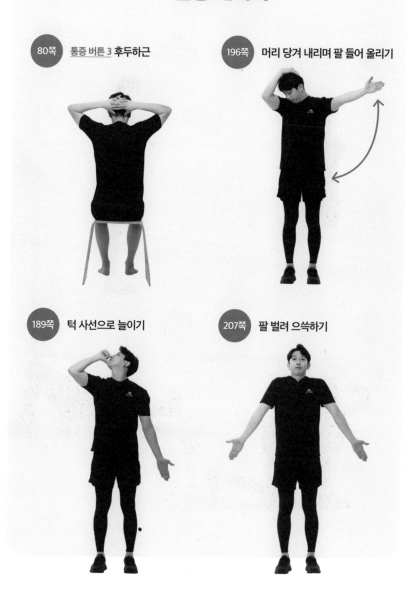

80쪽 통증 버튼 3 후두하근

196쪽 머리 당겨 내리며 팔 들어 올리기

189쪽 턱 사선으로 늘이기

207쪽 팔 벌려 으쓱하기

굽은 등, 거북목과 이별하는
건강 레시피

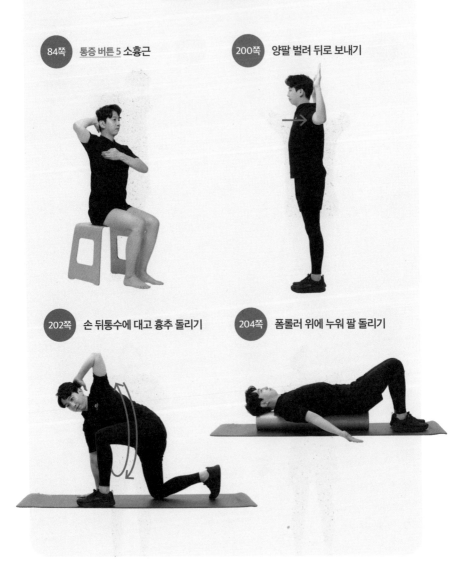

84쪽 통증 버튼 5 소흉근

200쪽 양팔 벌려 뒤로 보내기

202쪽 손 뒤통수에 대고 흉추 돌리기

204쪽 폼롤러 위에 누워 팔 돌리기

편평등과 척추에 웨이브 넣는 건강 레시피

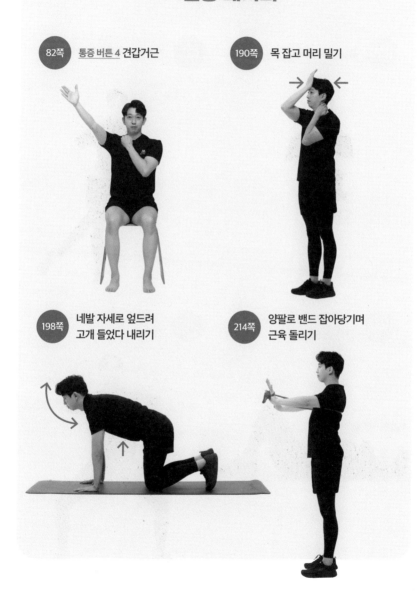

82쪽 통증 버튼 4 견갑거근

190쪽 목 잡고 머리 밀기

198쪽 네발 자세로 엎드려 고개 들었다 내리기

214쪽 양팔로 밴드 잡아당기며 근육 돌리기

거침없이 어깨 돌리기가 가능한
건강 레시피

100쪽 통증 버튼 8 쇄골하근

212쪽 벽에 기대 겨드랑이 안쪽 늘이기

218쪽 밴드로 감싼 팔꿈치 밀며 근육 늘이기

210쪽 몸 앞뒤로 밴드 이동하며 잡아당기기

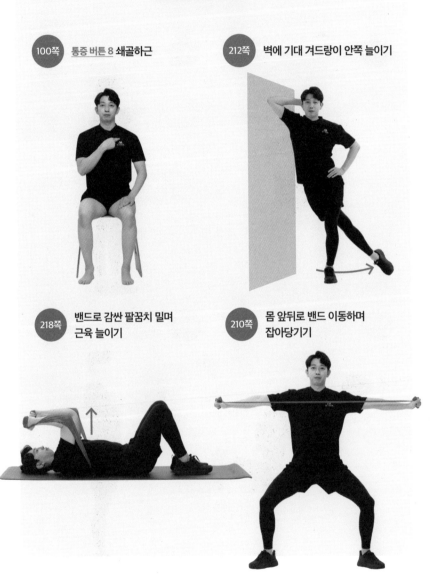

8시간 앉아도 허리가 끄떡없는
건강 레시피

118쪽 통증 버튼 14 **햄스트링**

230쪽 누워서 밴드 걸어 다리 들어 올리기

224쪽 바닥에 누워 엉덩이 들어 올리기

242쪽 허리에 폼롤러 올리고
다리 들어 올렸다 내리기

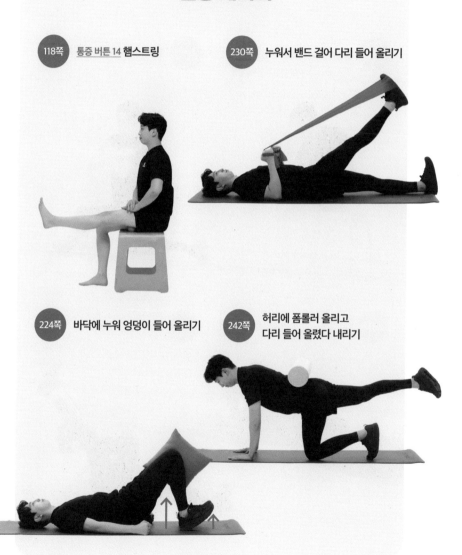

소리 없고 비틀림 없는 고관절을 만드는 건강 레시피

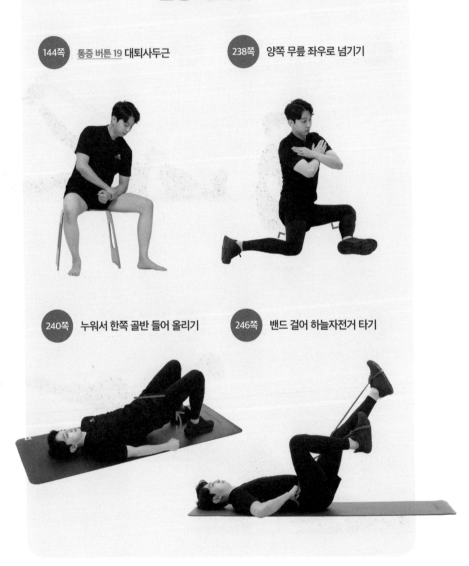

144쪽 통증 버튼 19 대퇴사두근

238쪽 양쪽 무릎 좌우로 넘기기

240쪽 누워서 한쪽 골반 들어 올리기

246쪽 밴드 걸어 하늘자전거 타기

계단, 오르막길, 내리막길 맘껏 다니는 무릎 건강 레시피

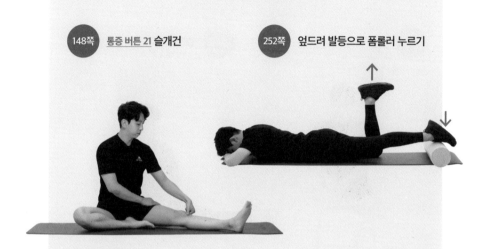

148쪽 통증 버튼 21 슬개건

252쪽 엎드려 발등으로 폼롤러 누르기

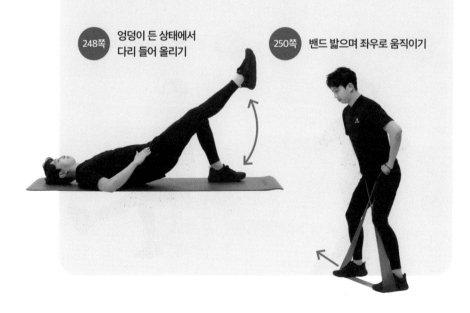

248쪽 엉덩이 든 상태에서 다리 들어 올리기

250쪽 밴드 밟으며 좌우로 움직이기

넘어지지 않는 강력한 발목을 만드는
건강 레시피

 178쪽 통증 버튼 29 가자미근

 276쪽 엄지발가락으로 밴드 밀기

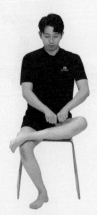

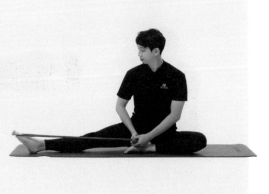

 272쪽 무릎 구부리고 발 뒤로 뻗기

 254쪽 한발 들고 의자에 앉았다 일어서기

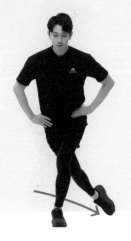

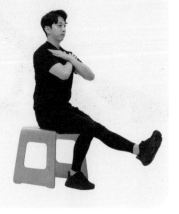

새로운 손목으로 변화되는
건강 레시피

 166쪽 <u>통증 버튼 26</u> 손가락·손목 굽힘근

 260쪽 손가락 배꼽 쪽으로 당기기

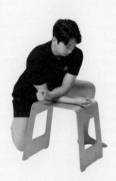

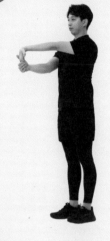

 264쪽 손목 꺾으며 뼈 밀어 올리기

 266쪽 주먹 쥐었다 펴며 손목 꺾기

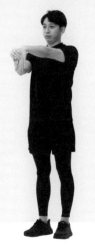

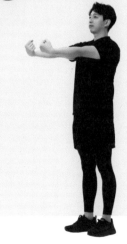

8초 만에 통증 리셋

초판 1쇄 인쇄 2022년 3월 14일
초판 3쇄 발행 2022년 4월 21일

지은이 문교훈
펴낸이 김선식

경영총괄 김은영
책임편집 김민정 책임마케터 오서영
콘텐츠사업7팀장 김민정 콘텐츠사업7팀 김단비, 권예경
마케팅본부장 권장규 마케팅1팀 최혜령, 오서영
미디어홍보본부장 정명찬 홍보팀 안지혜, 김민정, 이소영, 김은지, 박재연, 오수미
뉴미디어팀 허지호, 박지수, 임유나, 송희진, 홍수경
저작권팀 한승빈, 김재원, 이슬 편집관리팀 조세현, 백설희
경영관리본부 하미선, 박상민, 윤이경, 김재경, 안혜선, 오지영, 김소영, 김진경, 최완규, 이지우, 이우철, 김혜진
외부스태프 글 정리 장문정 디자인 정윤경 사진 스튜디오 etc. 일러스트 임회

펴낸곳 다산북스 출판등록 2005년 12월 23일 제313-2005-00277호
주소 경기도 파주시 회동길 490 다산북스 파주사옥
전화 02-704-1724 팩스 02-703-2219 이메일 dasanbook@dasanbooks.com
종이 한솔피앤에스 인쇄·제본 한영문화사 코팅·후가공 평창피앤지

ISBN 979-11-306-8902-9 03510

다산북스(DASANBOOKS)는 독자 여러분의 책에 관한 아이디어와 원고 투고를 기쁜 마음으로 기다리고 있습니다.
책 출간을 원하는 아이디어가 있으신 분은 다산북스 홈페이지 '투고 원고'란으로 간단한 개요와 취지, 연락처 등을 보내주세요.
머뭇거리지 말고 문을 두드리세요.